LES GRANDS ÉPISODES
DE LA PHTISIE PULMONAIRE

Cavernes Pulmonaires et Phénomènes Caverneux

PAR LE

Dr Ch. SABOURIN
ANCIEN INTERNE DES HÔPITAUX DE PARIS
DIRECTEUR DU SANATORIUM DE DURTOL

MASSON ET Cie, ÉDITEURS
Libraires de l'Académie de Médecine
120, BOULEVARD SAINT-GERMAIN — PARIS
1919

MASSON & Cie, ÉDITEURS, 120, BOUL^D S^T GERMAIN, PARIS VI^E

Majoration *temporaire*

10% du prix marqué

(Décision du Syndicat des Éditeurs du 27 Juin 1917)

DU MÊME AUTEUR :

TRAVAUX RELATIFS A LA PHTISIE

1. L'acclimatement au froid du tuberculeux. *Gazette hebdomadaire*, 1892.
2. Les accidents du surmenage chez les phtisiques. *Journal des Praticiens*, 1899.
3. Traitement rationnel de la phtisie. 5ᵉ édit., 1917. Librairie Masson, Paris.
4. Les tuberculeux maigres. *Journal des Praticiens*, 1902.
5. Les tuberculeux gras. *Journal des Praticiens*, 1902.
6. Les adénites sus-claviculaires chez les tuberculeux. *Journal des Praticiens*, 1903.
7. Les exutoires tuberculeux du poumon. *Revue de médecine*, mars 1903.
8. Les hémoptysies d'origine alimentaire chez les tuberculeux. *Journal des Praticiens*, 1903.
9. Les pleurésies bienfaisantes chez les phtisiques. *Journal des Praticiens*, août 1904.
10. La fièvre menstruelle des phtisiques. *Revue de médecine*, mars 1905.
11. Importance de la tare cardio-vasculaire chez les phtisiques. *Journal des Praticiens*, 10 juin 1905.
12. Le pneumothorax scissural. *Archives générales de médecine*, mai 1905.
13. Les embolies bronchiques tuberculeuses. Librairie F. Alcan, 1906, 274 p.
14. Influence des hypnotiques sur la température matinale de certains phtisiques. *Journal des Praticiens*, 27 novembre 1906.
15. Deux cas de pneumothorax scissural. *Archives générales de médecine*, 9 octobre 1906.
16. Le point de côté scissural. *Revue de médecine*, avril 1907.
17. Propagation transvertébrale des bruits pathologiques du poumon. *Journal des Praticiens*, 30 novembre 1907.
18. Le pneumothorax muet. *Revue de médecine*, février 1908.
19. La congestion paradoxale des poumons chez les phtisiques. *Journal des Praticiens*, 7 mars 1908.
20. Le bruit œsophagien dans l'auscultation des phtisiques. *Journal des Praticiens*, 30 mai 1908 et 15 août 1908.
21. Les épanchements séro-fibrineux de l'interlobe chez les tuberculeux. *Revue de médecine*, janvier et février 1909.
22. Inconvénients et dangers des antipyrétiques chez les phtisiques. *Journal des Praticiens*, mai 1909.
23. Répercussion des rhino-pharyngites sur la tuberculose des poumons. *Journal des Praticiens*, août 1909.
24. Doit-on faire travailler les tuberculeux ? *La tuberculose dans la pratique médico-chirurgicale*, 10 janvier 1910.
25. Le bruit de pot fêlé pulmonaire. *Journal des Praticiens*, 22 janvier 1910.
26. Quelques cas de retentissement amphoro-métallique des bruits du cœur. *Journal des Praticiens*, 23 avril 1910.
27. La douleur locale à la pression du doigt chez les tuberculeux. *Journal des Praticiens*, juillet 1910.
28. Les tuberculeux angioneurotiques. *Journal des Praticiens*, 1ᵉʳ octobre 1910.
29. Les hémoptysies à moules bronchiques. *Revue de médecine*, novembre 1910.
30. La phtisie pulmonaire à forme menstruelle. *Journal des Praticiens*, janvier 1911.
31. Les rhumes chez les tuberculeux. *Revue de médecine*, juin 1911.
32. Réactions pleurétiques des pneumonies tuberculeuses et pseudo-épanchements de la grande plèvre. *Journal des Praticiens*, 8 et 15 juillet 1911.
33. Interlobites sèches et pleurites en bouton de chemise chez les phtisiques. *Revue médico-chirurgicale des voies respiratoires*, janvier 1912.

DU MÊME AUTEUR :

34. Les vergetures dorso-lombaires chez les tuberculeux. *Journal des Praticiens*, mars 1912.
35. Pseudo-épanchements de l'interlobe et interlobites mixtes chez les tuberculeux. *Revue médico-chirurgicale des voies respiratoires*, 1912.
36. Propagation des bruits du cœur à la région claviculaire droite chez les phtisiques. *Journal des Praticiens*, 1912.
37. Les hémoptysies phtisi-cardiaques. *Rundschau für Medizin*, 1912.
38. La cure rationnelle de la phtisie. Conférence. *Journal des Praticiens*, 1912.
39. A propos de l'appendicite simulant la tuberculose pulmonaire. *Journal des Praticiens*, 1912.
40. L'appendicisme, maladie tuberculeuse. *Journal des Praticiens*, 1913.
41. Les bruits pleuro-pulmonaires à rythme cardiaque. *Journal des Praticiens*, mars et avril 1913.
42. Températures ortho et clinostatiques chez certains tuberculeux. *Journal des Praticiens*, 1913.
43. Les tuberculeux qu'il faut faire maigrir. *Journal des Praticiens*, 1914.
44. Le petit basedowisme chez les tuberculeux. *Archives générales de médecine*, 1914.
45. Le point de côté paradoxal. *Journal des Praticiens*, 1914.
46. Hérédité tuberculeuse et immunisation héréditaire antituberculeuse. *Presse médicale*, juin 1915.
47. Un cas de glou-glou pleural. *Journal des Praticiens*, 1915.
48. Les plaques ronflantes acromiales; leur rôle possible dans les processus d'immunisation. *Journal des Praticiens*, février 1916.
49. Traitement ambulatoire de quelques hémoptysies chez les tuberculeux. *Journal des Praticiens*, 1916.
50. Synthèse clinique des interlobites chez les tuberculeux. *Presse médicale*, 1917.
51. A propos de la « zone d'alarme » chez les tuberculeux du poumon. *Journal des Praticiens*, 1917.
52. La diarrhée menstruelle chez les phtisiques. *Journal des Praticiens*, juillet 1917.
53. Phtisiophobes et phtisiomanes. *Paris médical*, janvier 1918.
54. La petite aérophagie chez les tuberculeux. *Paris médical*, mars 1918.
55. A propos du mariage des tuberculeux. *Journal des Praticiens*, sept. 1918.
56. Quelques points de repère pour l'auscultation des tuberculeux. *Paris médical*, novembre 1918.
57. Les pseudo-dyspepsies et les pseudo-entérites chez les tuberculeux. *Journal des Praticiens*, décembre 1918.
58. Une classification anatomo-clinique des pneumothorax spontanés chez les tuberculeux. *Paris médical*, 1919.

Cavernes Pulmonaires
et
Phénomènes Caverneux

LES GRANDS ÉPISODES DE LA PHTISIE PULMONAIRE

Cavernes Pulmonaires et Phénomènes Caverneux

PAR LE

Dr Ch. SABOURIN
ANCIEN INTERNE DES HÔPITAUX DE PARIS
DIRECTEUR DU SANATORIUM DE DURTOL

MASSON ET Cie, ÉDITEURS
Libraires de l'Académie de Médecine
120, BOULEVARD SAINT-GERMAIN — PARIS
1919

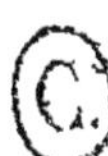

LES GRANDS ÉPISODES
DE LA
PHTISIE PULMONAIRE

CAVERNES PULMONAIRES ET PHÉNOMÈNES CAVERNEUX

Il serait bon, tout d'abord, d'être bien fixé sur ce qu'on doit entendre par *caverne pulmonaire*, d'origine tuberculeuse naturellement, car nous n'envisageons que cette variété. La réponse n'est pas si facile.

Au sens anatomo-pathologique du mot, il devrait y avoir caverne dès qu'un foyer de ramollissement tuberculeux avec perte de substance s'est formé, capable de sécréter et de collecter une quantité palpable de pus. Mais, au sens clinique du mot, ces petits foyers ne sont pas regardés comme des cavernes. N'empêche que tout foyer de ce genre s'ouvrant dans une bronche constitue bel et bien un trou, une cavité, une caverne dans le parenchyme pulmonaire. Et entre ces cavités minuscules, microscopiques, si l'on veut, et les grandes excavations ouvertes aussi dans les bronches, il y a tous les intermédiaires comme volume.

Alors à quel degré commence la caverne ? C'est ce qu'on n'a jamais précisé, et il faut en rester à cette définition à vue d'œil que la caverne est un trou de calibre notable creusé dans le parenchyme pulmonaire. Mais la vérité, un peu à la façon de La Palice, c'est qu'on appelle cavernes toutes les excavations, quel que soit leur calibre, qui donnent, à l'examen de la poitrine, les symptômes dits caverneux. C'est une définition toute clinique, et il n'y a guère que pour le *bruit de pot fêlé* et pour l'*amphoro-métallisme* que l'on a cherché à établir un rapport entre le volume de la cavité et tel ou tel symptôme.

Quoi qu'il en soit, il est admis en général, depuis Laënnec, que les cavernes du poumon manifestent leur existence par un ensemble de phénomènes locaux de percussion, de palpation, d'auscultation, dont les principaux et les plus constants sont :

1° La *matité*; 2° l'*exagération des vibrations thoraciques*; 3° la *douleur à la pression*; 4° le *souffle caverneux*; 5° le *râle caverneux*; 6° la *pectoriloquie*.

Il faut y ajouter, comme moins communs ou rares, très rares même : 7° le *bruit de pot fêlé*; 8° l'*amphorisme* et l'*amphoro-métallisme*; 9° la *succussion*.

Il ne faut pas oublier le symptôme rationnel de premier ordre, l'*expectoration caverneuse*.

Enfin, de façon très classique, les auteurs décrivent les symptômes généraux des cavernes tuberculeuses qui semblent se résumer dans la notion de la *fièvre hectique*. Assurément cette fièvre ou une fièvre quelconque peut exister dans la symptomatique des cavernes pulmonaires, mais elle manque bien dans les trois quarts des cas d'excavation. C'est un symptôme de cachexie multi-parasitaire dont peut faire partie l'évolution bacillaire de Koch. Mais, si l'on attendait sa présence pour songer à l'existence d'une caverne tuberculeuse, on s'exposerait à bien des surprises.

Nous verrons plus loin à définir ce qu'on peut entendre sous le nom de *fièvre caverneuse*.

De cet ensemble de symptômes Jaccoud avait détaché et groupé le *souffle caverneux*, le *râle caverneux*, la *pectoriloquie*, sous le nom de *signes cavitaires*, caractérisant suffisamment l'existence de la caverne, lorsqu'ils sont réunis.

Mais Laënnec tout le premier, et nombre de cliniciens après lui, ont signalé que, d'une part, les signes caverneux peuvent exister sans caverne et que, d'autre part, certaines cavernes peuvent manquer de certains de ces signes et même de presque tous.

Ces anomalies donnent lieu à pas mal de considérations cliniques fort intéressantes. Mais, avant de les exposer, il n'est pas inutile d'étudier les symptômes cavitaires en général.

PREMIÈRE PARTIE

SYMPTOMES CAVERNEUX EN GÉNÉRAL

I. — SYMPTOMES DE PERCUSSION.

A. — Matités. — Résonances.

Il faut qu'une caverne soit bien profonde, il faut que le tissu pulmonaire qui la sépare du point percuté soit demeuré bien sain, ou soit revenu à un bel état de perméabilité par guérison partielle des lésions, pour qu'il y ait à son niveau une résonance franche. La règle est qu'il y ait une matité par rapport à la région symétrique du côté opposé et une matité par rapport aux régions de voisinage. Nous verrons que certaines cavernes peuvent n'altérer en rien ou presque rien la résonance à leur niveau.

Mais, sur ce thème de la matité, comme pour toutes les matités thoraciques, il y a lieu à une foule de variations allant du mat obscur au tympanisme plus ou moins clair, suivant une masse d'éléments tels que le volume, la forme et la direction de la caverne, son contact presque immédiat avec la paroi thoracique ou son éloignement relatif, sa réplétion ou sa vacuité soit totale, soit partielle, son état uni ou multiloculaire, la souplesse ou la rigidité, la sécheresse ou l'infiltration de ses parois, l'état du parenchyme environnant, surtout entre la paroi thoracique et la caverne, ou entre la caverne et le pédicule bronchique d'un lobe pulmonaire, la direction et le calibre de son orifice de communication avec une bronche, le calibre même de cette bronche, la maigreur ou l'embonpoint du sujet, la souplesse des côtes et de leurs cartilages, la position couchée ou assise, l'ampleur des mouvements respiratoires, l'occlusion ou l'ouverture de la bouche, etc. Tout cela a donné lieu à des séries d'études, et les noms de Skoda, Wintrich, Gerhardt sont attachés à tel ou tel signe particulier.

On a signalé des résonances normales ou à peu près au niveau des cavernes, et même des résonances exagérées comme dans le pneumothorax.

Les résonances presque normales ne sont pas d'une extrême rareté. Elles s'expliquent surtout par le fait qu'au niveau d'une caverne profonde il peut y avoir entre celle-ci et la paroi thoracique une couche de poumon perméable et bien résonnant. Cela peut assurément s'observer au premier examen d'un malade, mais on le constate plus souvent secondairement chez un caverneux soumis à une cure de repos bien entendue. Il va sans dire que nous ne parlons pas ici de la résonance plus ou moins normale qui masque en avant la matité d'une caverne du segment postérieur des sommets, ou qui recouvre en arrière la matité d'une caverne antérieure ; c'est là de l'observation de tous les jours.

Il faut tenir compte également de l'état emphysémateux possible des zones parenchymateuses qui entourent une cavité.

L'exagération de la sonorité au niveau d'une caverne est chose beaucoup plus exceptionnelle, et certainement beaucoup de médecins ne l'ont jamais rencontrée. Pour l'expliquer, car les cas parfaitement établis de ce complexus clinique avec autopsie à l'appui ne font point défaut (1), on a pu penser qu'il fallait des cavités immenses ; en réalité, il suffit que la paroi cavitaire, après usure, disparition du parenchyme pulmonaire interposé, arrive au contact de la paroi thoracique dans une région favorable. De là le nom de *caverne usée* donné à cette lésion. Et l'on comprend qu'elle puisse se comporter comme un pneumothorax partiel d'un certain volume. On cite même des cas où les vibrations vocales étaient abolies ou presque.

B. — Le bruit de pot fêlé.

Mais le grand signe qu'il faut détacher de toutes les variations dans les faits de percussion au niveau des cavernes, c'est le bruit de pot fêlé de Laënnec. Signe de grande valeur quand il existe. Mais il est essentiellement mobile, intermittent, disparaissant et reparaissant à quelques jours d'intervalle, sui-

(1) H. Paillard et L. Robert, *Progrès médical*, 23 septembre 1911, et L.-F. Robert, *Thèse de Paris*, 1911.

vant l'état du tissu pulmonaire interposé entre le foyer et la paroi thoracique, bruit d'ailleurs nullement démonstratif de l'existence d'une caverne, au sens clinique établi, car, dans nombre de cas, dans des circonstances particulières, on peut le trouver au niveau de lésions nullement cavitaires.

Tout le monde est d'accord sur la description du bruit de pot fêlé pulmonaire ; et, d'autre part, qu'il soit produit par la sortie brusque et vibrante de l'air contenu dans une cavité, à travers un orifice plus ou moins rétréci, la chose semble bien démontrée, par analogie avec ce qui se passe quand on frappe sur le genou avec les deux mains fermées, mais contenant un peu d'air entre les deux paumes.

a. La lésion pulmonaire qui se prête le mieux à ce phénomène de pure physique ou mécanique est évidemment la *caverne superficielle* et en particulier celle des régions sous-claviculaire et péri-mammaire, là où les parties molles sont plutôt minces, là où les côtes cèdent plutôt facilement sous la percussion, là où le doigt percuté se rapproche le plus du poumon à travers les espaces intercostaux. Inutile d'insister sur ces notions classiques.

b. Mais il n'est pas indispensable que la cavité soit superficielle pour que le pot fêlé s'y produise. *Certaines cavités profondes* le donnent parfaitement.

Nous ne l'avons jamais constaté nettement dans les cavernes des segments postérieurs des poumons, peut-être à cause du rapprochement et de la rigidité des arcs costaux et aussi de l'épaisseur plus grande des tissus mous. Mais nous avouons que ces raisons théoriques ne nous satisfont guère, et, en principe, nous voyons en arrière de la cage thoracique des régions où, théoriquement aussi, on devrait trouver le pot fêlé sur certaines cavités superficielles ou déjà éloignées de la paroi. C'est un point qui mérite des recherches, dont l'occasion, il faut le dire, ne se présente pas tous les jours.

En revanche, on l'observe fréquemment dans les cavernes du segment antérieur, sous la clavicule, autour du mamelon et à la région médiastinique, sur le bord du sternum. Seulement l'existence ou l'absence du pot fêlé dans ces cas-là est subordonnée à l'état du tissu pulmonaire qui sépare la caverne de la paroi thoracique. C'est la même loi qui gouverne en général les signes physiques des cavités profondes, qui peuvent être *muettes* ou *bruyantes* suivant que le poumon environnant est très perméable à l'air ou se trouve induré par un processus quelconque.

Soit une caverne de la région sous-claviculaire dont la paroi antérieure est séparée des côtes par une certaine épaisseur de parenchyme sain ou à peu près. Il est peu probable que le pot fêlé soit perceptible à ce niveau. Mais que, par suite d'infiltration tuberculeuse, par suite de sclérose, de congestion passagère ou prolongée, comme dans le surmenage, par suite de fluxion menstruelle ou de poussée pneumonique, cette couche de parenchyme interposé soit rendue plus dense, plus solide, et aussitôt le pot fêlé peut apparaître. C'est que vraisemblablement, dans le premier cas, la percussion ne trouvait pas là l'agent de sa transmission à la paroi caverneuse, tandis qu'elle le trouve dans le second.

Les cavernes dites profondes sont de deux catégories, suivant qu'elles siègent en plein parenchyme sans connexion aucune avec une surface pulmonaire, ou suivant qu'elles sont en contact avec une surface pleurale profonde, interlobaire ou médiastine. Les premières sont vraiment profondes; les secondes ne le sont que par rapport à la paroi costale, c'est-à-dire pour l'oreille du médecin. Il est logique de penser que ces dernières, ayant pour ainsi dire une base d'appui plus résistante, sont plus aptes à donner le pot fêlé que les premières. C'est ce que la pratique confirme bien souvent pour les plus fréquentes de ce genre, celles qui résultent d'une pneumonie tuberculeuse, juxta-scissurale ou juxta-médiastine antérieure.

Au premier examen on découvre, par exemple, une lésion cavitaire à pot fêlé bien net, située entre la clavicule et le mamelon. Le patient est mis à la cure de repos, et, après dix ou quinze jours, quelquefois moins, on constate que, si à la vérité les bruits caverneux existent encore plus ou moins, le pot fêlé a disparu. Et cependant les gros crachats nummulaires sont là qui démontrent péremptoirement que la caverne existe toujours en profondeur, même si elle a perdu en partie ses bruits cavitaires. Et, en effet, il suffit que ce malade fasse une crise de suppuration éliminatrice, une congestion pulmonaire quelconque, une crise menstruelle, s'il s'agit d'une femme, pour que cette caverne, déjà un peu *muette*, redevienne brusquement cavitaire en vingt-quatre heures et redonne le pot fêlé.

Mais il faut également étudier le bruit de pot fêlé dans les lésions pulmonaires qui, cliniquement parlant, ne sont pas des cavernes.

c. Dans les pneumonies nécrosantes. — Dès qu'une de ces pneumonies commence son travail d'élimination nécrotique, dès qu'il y a à son centre d'évolution le moindre foyer excavé, elle se trouve dans de bonnes conditions pour donner le pot fêlé. Il y a là en effet une cavité, même minime, qui communique avec une bronche de moindre calibre, et un organe de transmission de premier ordre pour le choc de percussion, représenté par le bloc pleuro-pneumonique sous-costal. Aussi voit-on assez fréquemment le pot fêlé dans des pleuro-pneumonies nécrosantes logées entre la clavicule et le mamelon, qui pourtant ne donnent encore que les premiers crachats de désagrégation.

Il est bon de se familiariser avec cette circonstance clinique pour ne pas croire, de par l'existence du pot fêlé, à l'existence d'une caverne volumineuse et incurable. Et, d'autre part, on se créerait une gloire trop facile si l'on pensait avoir guéri de vastes cavernes, quand des lésions de ce genre se présentent à vous et veulent bien, par la cure de repos, cesser d'être caverneuses en cinq ou six semaines, comme il n'est pas rare.

d. Dans les lésions tuberculeuses vulgaires. — Dans les tuberculoses ordinaires des lobes supérieurs, nodules bronchiques ramollis avec infiltrations de voisinage et épaississements pleurétiques de la région sous-claviculaire, le pot fêlé peut se montrer exactement comme dans les pleuro-pneumonies encore jeunes, car les conditions anatomiques sont à peu près les mêmes, c'est-à-dire petites cavités sur bronches perméables, avec induration pleuro-pulmonaire sous-costale très apte à transmettre le choc de percussion. Mais, si cela se voit chez des malades en congestion de surmenage, cela disparaît quand la cure de repos a rendu sa perméabilité à la couche de poumon qui sépare les nodules ramollis de la paroi thoracique. Et naturellement le pot fêlé peut réapparaître si une congestion nouvelle ramène la condensation de cette couche de parenchyme.

e. Le pot fêlé peut s'observer dans des conditions plus extraordinaires encore.

Chez des sujets jeunes, plutôt maigres, porteurs d'une épine tuberculeuse tout au sommet ou en arrière du sommet, le surmenage continu peut produire une congestion pleuro-pulmonaire très intense du lobe supérieur qui permet, par la percussion sous-claviculaire, d'obtenir un pot fêlé vraiment cavitaire. Ce bruit dure juste autant que la condensation congestive du lobe supérieur et disparaît aussitôt que la cure de repos en a opéré le nettoyage.

Ce phénomène est d'autant plus remarquable qu'il se présente assez souvent sur le poumon le moins malade. Voici, par exemple, comme type général, un jeune tuberculeux de seize ans, menant la vie active, qui porte *à droite*, tout à fait en haut et en arrière, un foyer de ramollissement cavitaire, entouré d'une infiltration assez étendue du lobe supérieur. A l'état de surmenage, on trouve son *sommet gauche* infiltré en arrière; mais en avant il est mat, soufflant rude, crépitant sec sur un timbre porcelainé, mais non point franchement caverneux ; à la percussion en avant dans le premier et le deuxième espace, on obtient un bruit de pot fêlé net. Huit jours de cure d'air et de repos font évanouir tous ces symptômes du côté gauche. Il n'est plus question de pot fêlé, la résonance a reparu, la respiration est à peu près normale, et l'on ne trouve plus qu'un petit foyer de râles et de craquements tout en haut et en arrière. Mais à *droite*, au contraire, à part un certain nettoyage des lésions, on retrouve le foyer cavitaire qui constitue évidemment la lésion capitale.

Dans ces cas-là, on serait tenté d'appeler *paradoxal* ce bruit de pot fêlé qui vient se montrer de façon passagère sur le sommet le moins touché par la maladie. Il est *paradoxal* encore à un autre titre, car il est dû à ce que nous avons appelé la *congestion paradoxale* des sommets chez les tuberculeux, c'est-à-dire celle qui frappe au maximum non pas le côté le plus atteint, mais bien le moins malade. C'est en effet cette congestion paradoxale qui, tant qu'elle dure, est la cause essentielle de ce pot fêlé.

Si l'on cherche à aller plus loin dans la genèse de ce bruit se montrant dans le sommet le moins touché, on arrive à rapprocher ce phénomène de celui que tout le monde connaît sous le nom de skodisme du sommet. Skoda et divers auteurs après lui ont décrit un *skodisme métallique à timbre de pot fêlé* dans la région sous-claviculaire de certains pleurétiques à gros épanchement. Or, qu'est ce skodisme à pot fêlé dans ces cas-là, sinon un vrai bruit de pot fêlé produit par la percussion sous-claviculaire sur un parenchyme pulmonaire très condensé, solidifié, rendu imperméable à l'air par la compression du liquide pleural, et qui transmet le choc au confluent bronchique, lequel se comporte alors comme une cavité remplie d'air, en un mot comme une caverne profonde sous-jacente ?

Ce doit être identiquement la même chose qui se produit dans les cas dont nous parlions. Nous avions en effet un lobe supérieur densifié par l'infiltration pleuro-pulmonaire qui, s'étendant en profondeur jusqu'au confluent bronchique central, lui transmettait le choc de percussion sous-claviculaire, comme sur une vraie caverne.

Mais il reste à savoir, comme toujours, pourquoi ce *pot fêlé paradoxal* n'est pas plus couramment observé.

f. Pot fêlé transitoire et intermittent. — Nous avons vu que les cavernes dites profondes, quand elles sont libérées de leur gangue congestive, ne donnent pas en général le pot fêlé, mais qu'au contraire ce bruit y apparaît et y persiste tant qu'existe la congestion périphérique, chez les tuberculeux en surmenage permanent, par exemple. C'est bien là vraiment le bruit de pot fêlé de passage ou *transitoire*, que l'on retrouve avec ses mêmes causes locales dans les lésions pneumoniques jeunes et dans certaines tuberculoses vulgaires du sommet. Et il deviendra *intermittent* si, après avoir disparu par suite du nettoyage pulmonaire, il reparaît quand le parenchyme péricavitaire se condense à nouveau. Cela se voit facilement aux époques menstruelles, et chez les deux sexes pendant les crises de suppuration éliminatrice.

g. Le bruit de pot fêlé ambulant. — Une autre particularité de ce symptôme si intéressant.

Un malade présente une pleuro-pneumonie déjà cavitaire logée sur la face médiastine du poumon droit, à la hauteur de la racine scissurale postérieure. Ce foyer s'entend en arrière, mais les bruits cavitaires sont au maximum en avant, dans l'angle sterno-claviculaire et jusque dans le deuxième espace intercostal. Le pot fêlé existe très net dans cette région antérieure, en bordure du sternum.

Si le sujet est examiné en plein surmenage, ou pendant une crise de suppuration, ou en crise menstruelle, s'il s'agit d'une femme, on trouve là, sur le bord sternal, amplement jusqu'à la troisième côte, et avec un maximum d'intensité croissant de haut en bas, les grands signes cavitaires à timbre porcelainé, ainsi que le pot fêlé. Mais, quand la crise congestive a disparu, les bruits cavitaires porcelainés rétrocèdent de bas en haut, vont se concentrer dans l'angle sterno-claviculaire, et le pot fêlé, qui était au maximum par en bas, ne s'obtient plus qu'en haut, c'est-à-dire au niveau du foyer caverneux de la pleuro-pneumonie.

Si par la suite une crise nouvelle de congestion se produit, le foyer le plus éclatant du bruit de pot fêlé se transporte à nouveau vers la région inférieure.

L'explication de cette migration paraît assez simple. Le foyer pleuro-pneumonique médiastino-scissural a produit à sa base d'implantation des épaississements pleurétiques en lames qui envahissent le cul-de-sac rétro et latéro-sternal, diffusant en avant sur le bord du sternum, et servant à transmettre à l'oreille avec un timbre porcelainé spécial, et en les amplifiant souvent, les bruits cavitaires de ce foyer. Mais comme ces expansions pleurétiques sont plus superficielles que la caverne elle-même, comme, lorsqu'elles sont infiltrées de sérosité, elles représentent une vraie coque fibreuse, elles doivent aussi transmettre énergiquement à cette caverne le choc de percussion.

Au contraire, quand la congestion a disparu, elles redeviennent déliées et inaptes à transmettre soit les bruits de dedans en dehors, soit le choc de dehors en dedans.

Explication à part, le phénomène clinique lui-même est indéniable et fort remarquable.

On l'observe encore assez souvent dans les pneumonies nécrosantes profondes de la région sus-mammaire, lesquelles peuvent envelopper d'une vraie coque pleurétique la lame pulmonaire précordiale. Lorsque ces productions sont infiltrées, ainsi que le parenchyme sous-jacent, par la congestion d'origine quelconque, le bruit de pot fêlé peut très bien avoir son maximum très bas vers le mamelon. Quand la congestion a disparu, ce foyer maximum peut remonter de plusieurs centimètres vers la clavicule. En somme, le foyer du bruit peut se déplacer dans le sens des formations pleurétiques les plus denses. — C'est là ce qu'on pourrait appeler le *bruit de pot fêlé ambulant.*

II. — SYMPTOMES DE PALPATION.

a. Au niveau des cavernes superficielles, les vibrations vocales sont accrues, c'est la règle presque absolue. Mais on a signalé, en cas de cavité très vaste, l'abolition des vibrations, comme dans le pneumothorax. Pour notre part nous ne l'avons jamais constaté. En revanche, au niveau des cavernes distantes de la paroi thoracique, les vibrations peuvent être normales quand la lésion est au repos, quand le parenchyme pulmonaire qui les sépare de l'oreille a une perméabilité normale ou à peu près ; et par contre elles peuvent redevenir exagérées si, par suite de condensation congestive, ce parenchyme subit une induration.

b. Dans les cavernes superficielles, la simple palpation ou la pression du doigt éveille souvent une sensation douloureuse beaucoup plus intense que dans toute autre lésion pulmonaire. Il est même très commun que la simple apposition de l'oreille pour ausculter la région soit ressentie douloureusement et provoque de suite, immanquablement à chaque tentative, une quinte de toux. Ce seraient là d'excellents signes de caverne superficielle, d'après nombre d'auteurs.

Nous pensons qu'il ne faut pas attribuer une valeur diagnostique aussi précise à ces douleurs locales produites par la pression. Car nous avons, comme beaucoup d'autres, constaté maintes fois que toute lésion pleuro-pulmonaire de la région sous-claviculaire ou sus-mammaire, cavitaire ou non, peut donner lieu à ces phénomènes de sensibilité et de provocation de la toux, suivant l'état nerveux du sujet.

c. On a décrit encore (Gutman, Erni), sous le nom de *tapotage*, un signe de palpation ou mieux de percussion particulière. Si, avec le manche d'un couteau ou d'un coupe-papier souple et tenu par l'extrémité de la lame, on percute légèrement, par simple phénomène de ressort, la paroi thoracique au niveau d'une caverne sous-claviculaire par exemple, le sujet est pris de suite d'une quinte de toux avec besoin d'expectorer. Molle (d'Oran) a fait remarquer que le *signe de tapotage* n'était point pathognomonique de la présence d'une caverne, et que, s'il était à observer surtout au niveau des cavités superficielles, pas mal d'autres lésions tuberculeuses superficielles des mêmes régions, mais tout autres que cavitaires, pouvaient fort bien réagir de la même façon. C'est parfaitement juste, et l'on peut ajouter qu'il n'est pas besoin de ce symptôme pour diagnostiquer une caverne pulmonaire.

d. Enfin, dans le cas de cavité plus éloignée de la paroi thoracique, la *pression du doigt* peut servir à préciser l'axe de projection du foyer par la sensibilité maxima qu'elle développe sur un point donné, alors que par les autres modes d'exploration le doute peut persister.

III. — SYMPTOMES D'AUSCULTATION.

A. — Les souffles caverneux.

Règle générale, au niveau d'une caverne, le murmure respiratoire est remplacé par un souffle de timbre éminemment variable, dont la gamme va du souffle tubaire le plus simple au souffle caverneux intense et au souffle amphorique et amphoro-métallique. Ce souffle caverneux, comme on l'appelle, est au maximum dans les cavernes superficielles. La toux le rend plus intense, comme si elle prenait elle-même le timbre caverneux.

Mais, au niveau des cavités séparées de la paroi

thoracique par une couche variable de tissu pulmonaire perméable, ce souffle caverneux est bien souvent à chercher, il manque à la respiration seule, et c'est la secousse de toux qui le réveille. Dans certains cas, il fait totalement défaut, même à la toux.

Dans les mêmes conditions d'éloignement, certaines cavernes volumineuses donnent simplement un souffle amphorique tellement doux, voilé, qu'il arrive à l'oreille plutôt comme un son, une note amphorique musicale qui ne mérite vraiment pas le nom de souffle, et encore ne l'entend-on point à toutes les inspirations. Nous y reviendrons plus loin.

Certaines cavernes donnent, en outre, concurremment avec le souffle caverneux vrai, un souffle particulier tantôt plus inspiratoire, tantôt plus expiratoire, qui rappelle absolument le *jet de vapeur*, parfois bref, sec, mais parfois plus prolongé, un peu musical. Il n'est pas particulièrement passager. Nous l'avons vu durer autant que le souffle caverneux principal, et lui survivre même assez longtemps dans des cavernes en voie de guérison. Nous ne serions pas étonné que ce symptôme fût en rapport avec une caverne biloculaire.

Il ne faut pas confondre ce dernier souffle en jet de vapeur avec un autre qu'on pourrait appeler *souffle en retard, souffle retardataire*, qu'on observe parfois vers la région moyenne du poumon, à droite comme à gauche, chez des sujets atteints de lésions pleuro-pneumoniques déjà vieilles, même presque en guérison, chez des invalides de la pleurite interlobaire ou médiastino-scissurale, par exemple. Lorsque l'expiration régulière, plus ou moins altérée dans son timbre d'ailleurs, touche à sa fin, un nouveau bruit expiratoire s'élève, souffle simple, paraissant n'être qu'une exagération du souffle respiratoire normal, de durée assez courte, mais occupant cependant une partie du repos respiratoire.

Pour interpréter ce phénomène, nous avons supposé que dans ces sortes de lésions toujours très sclérosantes un tissu cicatriciel pouvait rétrécir vers son pédicule bronchique un territoire lobulaire du poumon de volume variable, lequel, se vidant plus lentement, n'était plus isochrone quant à la durée, à l'acte expiratoire du reste de l'organe, et produisait ce souffle retardataire.

Il est d'autant plus intéressant à signaler ici qu'on peut l'observer en coïncidence avec une caverne voisine, comme cela arrive dans le cours des pleuro-pneumonies nécrosantes juxta-scissurales.

B. — Les râles caverneux.

Il est difficile de les classer et de les décrire, à cause de leurs variétés de forme, de timbre, de ton, et à cause aussi des impressions auditives qu'ils produisent sur telle oreille. On peut dire sans trop se tromper que chaque médecin s'en fait à son propre usage une classification particulière.

Les râles caverneux peuvent toutefois se diviser en deux groupes assez nets. Les uns sont *franchement ou plutôt secs*, les autres sont *franchement ou plutôt humides*. Les premiers sont plutôt des *craquements*, les seconds sont les *râles* proprement dits. Craquements ou râles, ils ont des caractères variables à l'infini, dépendant d'une foule d'éléments tels que le calibre de la cavité où ils éclatent, le calibre de la bronche efférente, la nature des parois de la cavité, son état uni ou multiloculaire, anfractueux, labyrinthique, aréolaire, la quantité du liquide contenu, et non moins la nature et l'état des parties voisines qui séparent la cavité de la paroi thoracique. Enfin ils sont plus ou moins mélangés à des râles quelconques produits dans le parenchyme adjacent.

Souvent les *râles secs* rappellent le bruit de bois très sec que l'on casse, ou encore de porcelaine que l'on supposerait être brisée dans une caisse résonnante (craquements xyloïdiens, xylophoniques) ; ou bien encore le bruit que produiraient des pois secs ou des grains de plomb qu'on projetterait sur un tambourin bien tendu. Parfois ils sont intenses, nombreux, volumineux et volontiers comparables au brassement de noix sèches dans une caisse. Plus musicaux et retentissants, ils simulent assez souvent le coassement des grenouilles ou le grognement du cochon.

Lorsqu'aux phénomènes cavitaires simples se joint l'amphorisme, ces râles secs prennent une résonance de timbre analogue ou métallique très remarquable, et souvent alors la toux les fait éclater sous l'oreille comme des coups de cymbales.

Dans certaines cavernes plus ou moins amphoriques ou amphoro-métalliques, il peut arriver, par intermittences toujours, que le craquement sec, d'habitude xylophonique simplement, prend un timbre amphoro-métallique très remarquable. Et si l'on n'était bien prévenu, on pourrait prendre ce bruit à sonorité sèche pour un tintement métallique de pneumothorax.

Les *râles humides* sont caractérisés par le timbre hydro-aérique. Au summum de leur intensité, lorsqu'ils rappellent le barbotement des gaz dans un liquide, on leur donne le nom de *gargouillement*. C'est alors assurément un des symptômes les plus purs de la lésion cavitaire. Mais ce gargouillement lui-même a un timbre très variable allant du barbotement le plus simple au barbotement le plus musical, amphorique ou amphoro-métallique, et, lorsqu'il se combine avec le râle sec en coassement de grenouille, on peut entendre au niveau de la caverne un vrai *bruit de marécage*.

D'autres fois, sur un timbre également très variable et à bulles plus ou moins grosses, c'est un véritable *bruit de friture* que l'on entend. Nous avouons ne pas être convaincu que ce bruit spécial a son origine dans la caverne seulement. Quand il existe nettement, il est très superficiel, touchant l'oreille, et nous pensons que les crépitations et froissements porcelainés de la pleurite membraneuse ne sont pas étrangers à sa production, d'autant plus qu'on l'observe surtout au niveau des cavernes d'origine pneumonique toujours recouvertes d'une épaisse membrane pleurétique.

Il n'est pas facile de préciser la cause de ces variétés de râles caverneux. Mais on attribue plutôt le gargouillement et le bruit de friture aux cavités dites aréolaires (1). Il faut noter que, dans l'appréciation et l'interprétation des phénomènes cavitaires, surtout au niveau des cavernes superficielles, il faut toujours tenir grand compte des bruits pleurétiques, qui sont plus rapprochés, plus dans l'oreille que les craquements et les râles ; ils sont privés du timbre caverneux, ils sont plutôt des froissements, des déplissements analogues à ceux que produirait du papier métallique.

Dans certaines cavernes volumineuses superficielles ou profondes, plus ou moins amphoro-métalliques, le râle caverneux hydro-aérique peut ressembler non plus à un gros grouillement, mais à un léger clapotement assez musical pour imiter, d'assez loin, la *succussion hippocratique*.

Quant à ce dernier signe, il doit être bien rare dans les cavernes, et, bien que signalé par Laënnec en premier, il ne peut guère entrer en ligne de compte dans la symptomatique des cavernes tuberculeuses.

Dans d'autres circonstances, sur des ramollissements cavitaires de petit calibre, on peut entendre

(1) Paillard et Robert, *Progrès médical*, 23 septembre 1911.

des *bruits de clapet* plus ou moins sonore (*clapet cavitaire*), des bruits de *piaulement musical*, ou encore des bruits de *coup d'archet* sur une corde plus ou moins tendue dans une cavité résonnante.

En résumé, les variétés de craquements et de râles caverneux sont nombreuses, et il ne faut pas songer à les classer de façon méthodique sous des noms particuliers ; les espèces décrites sont déjà assez multiples. Et il faut s'attendre à trouver sur telle ou telle cavité pulmonaire les associations de bruits les plus variables et quelquefois les plus étranges.

C. — Bruits caverneux rythmés au cœur.

Tous les bruits caverneux sont en outre capables de se *rythmer au cœur* de la façon la plus remarquable, surtout bien entendu quand ils siègent à gauche, tout comme les bruits pleurétiques. Mais nombre de bruits cavitaires de la région médiastinique droite prennent aussi par moment le rythme cardiaque.

Les *râles-piaulements* provenant d'un foyer de ramollissement sont communément observés. Ils prennent volontiers le rythme cardiaque à trois, quatre et cinq révolutions pendant un acte respiratoire. Tantôt ils rappellent le piaulement du cœur, tantôt ils simulent un cri plaintif. Leur caractère est d'être mobiles, fugaces, car généralement une secousse de toux les fait disparaître au moins pour quelques instants.

A côté du piaulement se place le *râle en coup d'archet*, vibration de corde de contrebasse qui se rythme de même façon. Chez certains malades porteurs de ramollissement médiastinique avec pleurite membraneuse propagée au sommet droit, on peut entendre les notes musicales rythmées jusqu'à l'extrémité externe de la clavicule. Avec certains foyers hilaires et interlobaires, il nous est arrivé d'entendre du piaulement rythmé jusque dans le lobe inférieur gauche.

Chez les grands cavitaires, surtout du côté gauche, les *râles amphoriques* et *amphoro-métalliques*, les *râles en tintement métallique ou cristallin*, les *râles en grognement de cochon*, les *râles en bruit de mare à grenouilles* prennent volontiers aussi le rythme du cœur, donnant trois, quatre, cinq révolutions synchrones avec les bruits cardiaques, et cessant, en général, mais pas toujours complètement, pendant l'apnée.

Un jeune homme portant une caverne dans le segment antérieur du lobe supérieur gauche nous donnait à l'auscultation un énorme grognement rythmé qui cessait dans l'apnée.

Dans d'autres cas, non seulement le bruit se rythme au cœur, mais encore il s'extériorise et s'entend à distance.

Une jeune fille ayant une caverne juxta-scissurale supérieure près du médiastin eut pendant des mois un râle extraordinairement bruyant, ressemblant au ronflement de certains cornages, lequel, rythmé aux battements du cœur, s'entendait à distance dès qu'on approchait du lit. L'amélioration pulmonaire le fit disparaître, et il fut remplacé à diverses reprises, mais à l'auscultation seulement, par des grognements ou des bruits de marécage non moins bien rythmés.

D'autres fois, le râle rythmé a le caractère vibrant et le timbre métallique : ou bien c'est le râle amphoro-métallique qui étonne par son intensité et sa note musicale isochrone aux battements du cœur. On l'entend assez souvent au niveau des cavernes avoisinant le péricarde, le médiastin, le hile, la moitié interne de l'interlobe gauche. Et, dans des cas plus rares, le râle rythmé s'extériorise et donne lieu à un phénomène vraiment remarquable, comme dans les exemples suivants.

Une jeune femme de plutôt belle santé apparente porte, depuis des années, une caverne profonde du lobe supérieur gauche en connexion avec l'angle scissuro-vertébral. Elle présente très souvent à l'auscultation le craquement-râle cavitaire un peu amphoro-métallique rythmé au cœur. Pendant le calme de la nuit, de préférence, elle entend en elle ce bruit rythmique. Enfin, quand elle est couchée ou demi-couchée en certaine position, elle est fort incommodée par ce râle vibrant qui lui sort de la bouche.

L'extériorisation est en effet très nette, et nous l'avons constatée à plusieurs reprises en nous approchant d'environ 50 centimètres de la tête de la malade.

Une jeune fille porte une caverne ancienne sur le segment interne de l'interlobe gauche dans la base du lobe supérieur, avec des reliquats de symphyse interlobaire. Depuis longtemps le poumon environnant a récupéré sa perméabilité, de sorte que la plupart du temps on cherche en vain les signes d'auscultation de cette caverne qu'on ne découvre qu'à la toux. Mais parfois, pendant la respiration ordinaire, on entend, le long du rachis et plus en dehors, en suivant avec l'oreille la bande scissurale jusqu'à la ligne axillaire, un râle musical amphoro-cristallin, très doux, parfaitement rythmé au cœur à trois, quatre, cinq révolutions cardiaques. Un changement de position peut le faire disparaître, de même qu'il cesse pendant l'apnée.

Parfois enfin, la nuit, la malade, en se réveillant, entend *sortir de sa bouche* ce bruit amphoro-métallique isochrone aux battements du cœur. Et un matin au réveil nous avons pu constater le fait et entendre à la distance de $1^{m},50$ du lit ce râle, ce tintement amphorique qui s'extériorisait nettement par la bouche, en accord parfait avec les battements du cœur.

Tout cela constitue une curiosité clinique, mais ce n'en est pas moins intéressant à connaître.

Quand une caverne pulmonaire guérit par un procédé quelconque, caverne notable bien entendu, il est tout naturel que ses phénomènes cavitaires se modifient, régressent et disparaissent, en même temps que l'expectoration diminue régulièrement jusqu'au moment où la caverne devient une de ces cavités à expectoration très restreinte dont nous rlerons plus loin.

Hors ce cas spécial, les bruits caverneux les plus fixes en apparence se soutiennent rarement avec les mêmes caractères pendant longtemps, de sorte que souvent du jour au lendemain l'auscultation des cavernes est essentiellement mobile et variable.

Mais ce qui est autrement intéressant et déroutant pour le clinicien, c'est que *tous* ces bruits, depuis le souffle caverneux ou amphorique jusqu'aux râles cavitaires et amphoro-métalliques, peuvent disparaître totalement, ou presque totalement pendant des périodes plus ou moins longues pour reparaître avec les mêmes caractères qu'auparavant. Nous parlerons plus loin de ces phénomènes de cavernisme intermittent.

D. — La bronchophonie caverneuse.

Les phénomènes d'auscultation de la voix, groupés sous le nom de *bronchophonie*, prennent en général au niveau des cavernes un timbre spécial d'anche vibrante ; mais sa gamme, suivant les cas, va du simple bourdonnement indistinct à l'articulation la plus nette des mots. Il semble alors que la voix éclate directement dans l'oreille. C'est la *pectoriloquie* de Laënnec.

Cette *bronchophonie, haute* ou *basse* suivant que le malade parle haut ou en chuchotant seulement, est en général plutôt désagréable à l'oreille. Cependant la bronchophonie basse (*pectoriloquie aphone*) est quelquefois remarquablement douce.

Les bronchophonies dites caverneuses ne sont nullement caractéristiques de l'existence d'une caverne, mais elles font partie de la *triade cavitaire* de Jaccoud.

Bien plus que le souffle et les râles caverneux secs ou humides, la pectoriloquie, et surtout la basse, est susceptible d'être transmise à une distance notable, quand son foyer producteur est en continuité avec des tissus bons conducteurs, ce qui est très ordinaire pour les cavernes d'origine pneumonique accompagnées de grandes pleurites membraneuses. Nous reviendrons plus loin sur ce sujet.

La pectoriloquie de Laënnec a été longtemps discutée par ses successeurs, les uns l'acceptant comme signe de premier ordre dans le diagnostic des cavernes tuberculeuses, les autres lui déniant presque toute valeur précise. En réalité, la pectoriloquie seule est absolument insuffisante pour faire affirmer la caverne, mais elle ne tient pas moins sa bonne place dans la triade cavitaire de Jaccoud.

Pour expliquer que dans telle caverne la pectoriloquie a manqué ou qu'elle n'a rien de constant, de bien net, on a posé en principe que ce signe fait défaut dans les cavités aréolaires, tandis que les cavités lisses, du volume d'une orange environ, sont éminemment favorables à sa production. Il nous semble bien délicat de vouloir presque à coup sûr différencier cliniquement ces deux variétés de caverne, à moins d'avoir affaire aux cas extrêmes dans les deux sens. Il paraît évident que chez un *malade au repos*, en dehors de tout incident de surmenage, de tout incident pulmonaire, un foyer vraiment aréolaire ne donne point tous les signes d'un foyer cavitaire à parois lisses.

Mais dans des conditions différentes, état de surmenage, état menstruel, crise de suppuration éliminatrice, congestion quelconque de la zone malade, tous les signes des grandes cavités uniloculaires peuvent apparaître au niveau d'un ramollissement aréolaire. Et cela semble vrai non seulement pour le souffle cavitaire, pour le râle gargouillant, mais encore pour la pectoriloquie haute de Laënnec.

A quarante-huit heures d'intervalle, suivant l'état de repos ou d'activité de la caverne et de son voisinage, on trouvera à son niveau l'absence formelle ou l'existence nette de la pectoriloquie et de divers autres signes cavitaires.

Point n'est besoin d'ailleurs qu'il y ait caverne aréolaire, labyrinthique, multiloculaire ou uniloculaire plus ou moins lisse pour que se produise la pectoriloquie haute et basse.

Dans toutes les pleuro-pneumonies nécrosantes en rapport avec la plèvre sous-costale, que le foyer siège en pleine surface lobaire ou en marge d'une scissure, la période d'activité bacillaire du début, qui s'accompagne invariablement d'infiltration séreuse dans la plaque de pleurite basale de ce foyer, donne lieu presque toujours à la pectoriloquie, et cela de façon précoce, alors que la désagrégation du centre embolique est à peine commencée. Cette pectoriloquie dure autant que dure l'infiltration séreuse.

On la voit disparaître quand l'activité du foyer décroît et tombe tout à fait. Enfin elle peut reparaître si, pour une raison quelconque, une attaque congestive se produit qui ramène l'infiltration de sérosité.

Il y a mieux encore. La pectoriloquie peut se produire en l'absence de tout ramollissement.

Ainsi l'on observe souvent chez les tuberculeux des foyers inflammatoires d'apparence pleuro-pneumonique pour le moins, siégeant dans les régions sous-claviculaire, péri-mammaire, rétro-axillaire, pour ne citer que les plus communes, évoluant sans nécrose apparente, sans ramollissement apparent, guérissant en un mot sans faire caverne. Tant que leur lame pleurétique basale est infiltrée de sérosité, on peut entendre à leur niveau la pectoriloquie haute et basse. Dans ces cas-là, si l'on fait tousser le malade, on ne peut obtenir que quelques râles secs ou de minces craquements xyloïdiens, ce qui montre qu'il n'y a aucun ramollissement cavitaire.

Puis, lorsqu'après un temps variable l'activité du foyer tombe, lorsque la lame pleurétique basale se dessèche, on assiste graduellement à la transformation de la pectoriloquie en vulgaire bronchophonie haute et basse.

Et si, pour une cause ou pour une autre, l'activité revient dans ce foyer d'apparence pleuro-pneumonique, ramenant avec elle l'infiltration séreuse de la pleurite membraneuse et la congestion du parenchyme sous-jacent, la pectoriloquie reparaît.

Il est à noter en plus que, dans tous ces cas-là, il peut arriver qu'on entende une véritable *œgophonie*, au lieu de la simple pectoriloquie.

De tout cela il semble résulter que la pectoriloquie est bien moins dépendante de la forme et du calibre d'une excavation pulmonaire que de l'état du parenchyme et de la plèvre, qui constituent la coque d'enveloppe de cette excavation et la séparent de l'oreille du médecin.

IV. — L'EXPECTORATION CAVERNEUSE.

A. — Variétés de l'expectoration commune.

L'expectoration dite caverneuse tire ses caractères autant de la façon dont elle est rendue au dehors, et de la masse de crachats similaires qui la composent en général, que de la nature apparente de ces crachats eux-mêmes. Il est habituel en effet que cette expectoration soit assez abondante, formée de masses purulentes qui, à une heure variable de la matinée ou à plusieurs reprises de jour ou de nuit dans les vingt-quatre heures, sont expulsées par une succession assez rapide de secousses de toux dans un temps assez court. On traduit généralement ce phénomène en disant que le malade *vide sa caverne* ou *fait son nettoyage*. Mais cela n'a lieu que pour des cavités d'un calibre déjà notable.

On sait que beaucoup de phtisiques, à une heure donnée, vident leur caverne comme un véritable récipient, quelquefois de façon assez brutale pour simuler une vomique. Certains ne la vident bien qu'en imprimant à leur tronc une position particulière (*phénomène de la bouteille*).

Pas mal d'entre eux, s'ils veulent reposer la nuit, sont obligés de se coucher, non pas, comme on le dit couramment, sur le côté malade, mais bien sur le côté qui met *le fond de la bouteille en position déclive par rapport au goulot*, lequel en principe est tourné vers le hile bronchique du lobe pulmonaire excavé. C'est ainsi que souvent les porteurs de caverne sur la face médiastine du lobe supérieur n'ont de calme que s'ils sont inclinés sur le côté opposé, contrairement à la notion classique.

Mais, dans beaucoup de cas, l'expectoration caverneuse est rendue bien plus simplement, par un ou deux crachats à la fois, comme dans un rhume qui mûrit, et il faut alors chercher dans le crachat lui-même le caractère cavitaire de probabilité sinon de certitude. Ce caractère, sans être absolument spécifique, est d'ailleurs assez accentué pour permettre en général de diagnostiquer l'existence d'un ramollissement cavitaire.

Si l'on acceptait la notion anatomo-pathologique de la série caverneuse s'étendant de la cavité presque microscopique jusqu'à la cavité grosse comme un œuf de poule et au delà, en passant par tous les intermédiaires, on pourrait peut-être dire que cette caractéristique du crachat caverneux est la présence des fibres élastiques dans le pus, critérium de la destruction et de l'élimination du parenchyme lobulaire ; mais, comme seule est admise la notion clinique de la *caverne à symptômes caverneux*, cela n'a plus aucune raison d'être, et il faut se borner à dire qu'il y a bien plutôt une *expectoration caverneuse* que des *crachats caverneux*.

D'autre part, dans la phtisie pulmonaire, il y a deux groupes principaux de lésions tuberculeuses. En premier lieu toutes les lésions d'ensemencement primitif, puis les lésions nodulaires disséminées ou confluentes, qu'elles soient d'origine vasculaire sanguine, lymphatique, bronchique, lésions qu'on appelle encore vulgaires, banales, primitives, à siège de prédilection dans les sommets ; en second lieu, les lésions dites pneumoniques. Ces deux catégories sont bien différentes, au moins en apparence, malgré qu'histologiquement on ait récemment montré dans toutes le processus pneumonique.

Le processus de nécrose parenchymateuse, qui a pour conséquences le ramollissement, l'élimination suppurative et enfin la cavernulation, est-il le même dans les lésions nodulaires et dans les pneumonies nécrosantes ? C'est un chapitre à élucider.

Mais en tout cas nous savons assez bien suivre la formation des crachats dans ces dernières, c'est-à-dire dans les cavernes d'origine pneumonique, et l'on peut déterminer et décrire de façon assez précise les types principaux de l'expectoration caverneuse dans ces cas-là.

Il faut noter que, pour cette étude, il est indispensable de recevoir ces expectorations dans un récipient contenant quelques centimètres d'eau.

Quand les premiers craquements *humides* paraissent au centre du foyer, les crachats qui suivent bientôt sont formés de petits blocs de pus concret, arrondis ou polyédriques, parfois déchiquetés, comme résultant de la dissociation d'un bloc purulent plus volumineux. Bientôt le crachat est rendu en entier, en bloc plutôt compact qui plonge au fond de l'eau. Il a souvent la forme d'une amygdale, lobulée, fissurée, de couleur blanche, mate, rappelant en petit un fragment de ris de veau bouilli (*crachat amygdalien*). A un degré d'évolution en plus, et parfois mélangé avec le précédent, le crachat prend la forme d'une bourse de quêteuse, arrondie, dont la cavité est circonscrite par un rebord épais, gaufré, godronné (*crachat bursiforme*).

L'amygdalien ne peut pas être facilement étalé dans l'eau, mais le bursiforme se laisse volontiers dissocier, et l'on peut se rendre compte qu'il est formé d'une agglomération de boules purulentes réunies par une gangue élastique ramifiée dont les prolongements leur servent pour ainsi dire de pédicules. Il est logique de penser que ces crachats, et surtout les derniers, représentent la masse de sécrétion purulente produite dans un territoire broncho-lobulaire en travail d'élimination nécrotique, en travail de désagrégation. Quand les secousses de toux ont détaché toute la couche de muco-pus, celle-ci se rétracte par son élasticité propre pour former ce crachat spécial ; on dirait un poulpe dont les lanières se rétracteraient sur le corps principal.

Quelquefois on observe le crachat *bursiforme couplé*. C'est un assemblage de deux bourses réunies et soudées en 8 de chiffre. Il est logique de penser que ce crachat représente les produits de suppuration de deux foyers tuberculeux nodulaires péribronchiques développés immédiatement et symétriquement sur les deux branches de ramification d'une bronchiole, produits expulsés en même temps et réunis par la gangue fibrino-élastique habituelle.

Plus rare est le crachat *vermiforme*, en général très volumineux, très lourd, ressemblant exactement aux amas d'excréments des vers de terre qu'on rencontre à la surface des terres cultivées.

Plus tard, quand la désagrégation lobulaire est plus avancée, quand le foyer est en plein ramollissement, les crachats deviennent plus amorphes dans leur contexture, bien que toujours arrondis, en masses de pus homogène, plongeant encore dans l'eau, dont chacune semble répondre à un diverticulum lobulaire en fonte purulente. Hors de l'eau, ils font les *crachats nummulaires*, d'abord petits, puis plus volumineux. Enfin, quand la cavernulation est plus avancée, paraissent les gros crachats nummulaires, moins consistants, s'aplatissant au contact de l'eau, ou même complètement crémeux et s'étalant en nappe à sa surface, comme s'ils contenaient beaucoup de matières grasses. Petits ou gros, les nummulaires sont souvent gonflés de bulles d'air et alors restent plutôt en masses irrégulières, bosselées, flottant sur l'eau.

Quand on décrit les crachats d'un malade cavitaire en spécifiant surtout leur nombre et leur volume, il y a une erreur qu'il faut éviter, lorsqu'il s'agit de ce qu'on appelle couramment les petits nummulaires. Un exemple suffira pour la bien connaître.

Un malade caverneux à l'état de surmenage depuis un certain temps rend par vingt-quatre heures cinquante à soixante petits nummulaires gros comme des pois, expectorant chaque fois qu'il a une quinte, jour et nuit. On le met à la cure de repos et de grand air, on supprime toute médication. Les quintes de toux s'espacent et, au bout d'un septénaire, l'expectoration se réduit à vingt, vingt-cinq crachats. Mais elle est composée de blocs énormes, vaguement bursiformes, formés d'une agglomération de blocs secondaires arrondis, souvent déchiquetés, qui ne sont autres que les petits nummulaires du début.

Ce sont là faits d'observation dont l'explication paraît simple. Quand les quintes de toux diurnes et nocturnes étaient incessantes, les blocs de sécrétion purulente formés dans le foyer caverneux plus ou moins ramifié, anfractueux, aréolaire, comme on dit souvent, étaient secoués, brisés sur place, leurs parties constituantes se détachaient et étaient expulsées isolément ; quand une hygiène bien comprise eut ramené le calme et supprimé les deux tiers des quintes, les blocs, moins secoués, ne se dissociaient plus ou le faisaient rarement, et ils étaient expulsés plus ou moins en entier pour faire les gros crachats décrits plus haut.

L'intérêt de cette constatation clinique n'est pas de curiosité pure et simple, mais il comporte un enseignement pour l'évaluation du volume de la caverne que l'on trouve à l'auscultation. Les petits crachats nummulaires de la période de surmenage feraient supposer volontiers que la cavité est de petit calibre, surtout si, ce qui n'est pas rare, les grands signes caverneux font défaut; mais, quelques jours plus tard, on devra reconnaître l'erreur d'interprétation qu'on a commise, lorsque réapparaîtront des blocs purulents énormes affirmant que la cavité est volumineuse.

Tous ces crachats nummulaires peuvent rester isolés, distincts les uns des autres, mais, à un degré de plus de diffluence, ils deviennent amorphes, déchiquetés, s'agglomèrent enfin pour former une sorte de purée homogène comme dans les *vomiques purulentes*.

Ces expectorations caverneuses vomicales se présentent sous deux aspects principaux. Tantôt le pus est homogène ou presque, plus ou moins verdâtre, formant souvent une couche épaisse sur l'eau du crachoir; tantôt le pus est blanc grisâtre, strié de fines bulles d'air, formant une masse gélatineuse, volumineuse, demi-flottante, comme un bloc de pus émulsionné par le battage à l'air.

Il y a des cavernes qui donnent constamment l'expectoration en purée, véritable liquide vomical. Mais bien souvent c'est là un accident passager. Sous l'influence d'un rhume, d'une crise d'élimination nécrotique (crise de nettoyage), d'une poussée congestive, surtout à l'époque menstruelle, les crachats nummulaires les plus nets, les plus distincts d'habitude, se transforment en purée vomicale pour un certain nombre de jours, et, la crise finie, reprennent leur individualité.

A l'inverse des premiers crachats de désagrégation des foyers pneumoniques nécrosants, formant des petits blocs de pus concret, à forme résistante, les expectorations des foyers cavitaires en voie de guérison, de cicatrisation, expectorations de plus en plus restreintes en nombre et en volume, se composent souvent de taches crémeuses, comme les petits crachats nummulaires s'étalant sur l'eau, mais de coloration jaune-gomme-gutte tout à fait spéciale. Cette variété d'expectoration nous semble, après une longue expérience, porter plutôt un pronostic favorable pour l'appréciation de ce qui se passe dans les foyers de ramollissement pulmonaire.

Ces crachats sont-ils surtout formés de leucocytes purulents très chargés de matière grasse ultra-colorée ? Ce qu'il y a de certain, c'est qu'ils paraissent tout à fait indépendants d'un processus hémorragique de voisinage ou du foyer lui-même.

Et dans cet ordre d'idées il ne faut pas confondre ces *crachats gomme-gutte* avec les crachats *ocreux* de nuances variées qui marquent la fin de la période de résorption des matières colorantes du sang dans une foule d'hémorragies pulmonaires.

Il ne faut pas non plus les confondre avec certains crachats ou mieux pseudo-crachats que rendent assez souvent les tuberculeux dans la matinée, et qui ne sont autres que des moules de cornets nasaux, concrets, jaune-gomme-gutte également au moins partiellement, sinon en totalité.

Le crachat en *peloton de laine*, bien plus rare, est très remarquable. Nous l'avons d'abord observé pendant des hémoptysies à moules bronchiques ou à leur suite, puis simplement au milieu d'expectorations purulentes cavitaires. Bien arrondi, volumineux en général, lourd, il présente à sa surface des arborisations aplaties qui l'enlacent et lui donnent l'aspect d'une *pelote de lisière*. En réalité, ce sont des moules bronchiques enroulés autour d'un bloc purulent. Leur genèse paraît simple. Après les hémoptysies à moules bronchiques, quand le sang s'est coagulé sur les parois d'une cavernule et des bronches qui en partent, les secousses de toux détachent ces moules pleins ou creux, suivant les cas, et, par le fait de leur élasticité propre, ils se rétractent sur le caillot principal comme sur le corps d'un poulpe. Cette masse roulée par la toux avant son expulsion prend cette forme et cette contexture spéciales. Nous ne l'avons vu se produire qu'après décoloration ou à peu près des moules bronchiques, chose facile à comprendre, puisque c'est à ce moment que le caillot offre le plus de résistance et d'élasticité.

Quand on observe ce crachat *peloton de laine* dans une expectoration purulente caverneuse sans hémoptysie préalable, deux hypothèses sont en présence : ou bien il s'agit du crachat précédent à moules bronchiques hémorragiques sans hémoptysie apparente, ce qui n'est pas extraordinaire ; ou bien, pour des raisons qui nous échappent, la sécrétion muco-purulente d'un segment bronchique en suppuration s'est coagulée et concrétée comme un caillot fibrineux, pour former un moule qui s'est comporté comme les précédents.

Cette supposition n'a rien d'extraordinaire et peut s'appuyer sur des faits d'observation assez précis. Pendant la période de désagrégation des foyers pneumoniques nécrosants, on peut assez souvent remarquer des crachats ou des débris de crachats formés de pus assez concret qui flottent dans l'eau avec la forme d'arborisations plus ou moins ramifiées. Et tout récemment, pendant une crise de nettoyage chez un pleuro-pneumonique, nous voyions une arborescence purulente homogène, véritable moule bronchique de 4 centimètres de longueur, et cela sans que rien ait pu faire soupçonner une petite hémorragie bronchique *occulte* préalable.

D'autre part, nous avons eu pendant des mois en observation une malade qui, très souvent le matin, rendait soit des *petits pelotons de laine bien roulés*, soit des moules d'aspect purulent concrétés en arborisations de dimensions variables. Et, ici encore, il n'y avait pas lieu de soupçonner l'extravasation sanguine préalable dans le petit foyer cavitaire ou dans une bronche tributaire de ce foyer.

Dans ces derniers cas, qui se rapportent à une origine caverneuse de ces crachats arborescents ou roulés en pelotons de laine, plusieurs examens microscopiques nous semblent avoir établi la nature purulente du produit.

Jusqu'à nouvel ordre, dans cette question des moules bronchiques roulés ou non en pelotons, on pourrait donc accepter l'hypothèse de deux origines, d'abord les moules hématogènes, ensuite les moules purulents.

Mais il n'est pas impossible qu'une troisième cause soit en jeu dans certains cas, la cause parasitaire, en dehors des *coques* variés de la suppuration et du bacille diphtéritique, bien entendu. Nous avons eu à examiner des moules d'origine purulente non douteuse, qui, pour tout parasite ou à peu près, ne contenaient que du pneumocoque en quantité notable. Il ne s'agissait nullement d'un état pneumonique quelconque, mais tout simplement d'un tuberculeux chronique apyrétique, à lésions nodulaires disséminées dans un des lobes supérieurs, avec quelques petits foyers de suppuration très médiocres; ce malade, depuis des mois, expulsait de temps en temps un fragment de poulpe purulent ramifié.

Cette origine pneumococcique n'aurait rien d'extraordinaire, à notre avis. Car, chez les tuberculeux, on voit fréquemment ce parasite faire incursion dans le poumon, pour quelques jours seulement, traduisant sa présence passagère par l'apparition de l'expectoration gommeuse, à bulles tenaces, allongées, incolore ou plus ou moins colorée comme dans la pneumonie. Et tous les prétextes lui sont bons pour aller occuper le lit préparé par le bacille de Koch, par exemple un coup de refroidissement, une petite hémoptysie, une crise de suppuration bénigne, une fluxion d'origine menstruelle. Il y a là tout un chapitre intéressant des rapports de ces deux parasites.

Avec ces expectorations ramifiées en moules bronchiques ou en poulpes munis de leurs tentacules, nous touchons un sujet bien plus vaste, celui de la bronchite membraneuse, qui sort absolument de notre cadre.

Chez certains tuberculeux cavitaires dont le larynx est plus ou moins atteint, on observe une expectoration d'aspect un peu particulier. En général, les phtisiques laryngés rendent journellement une masse énorme de salive mousseuse qui nécessite l'emploi de plusieurs crachoirs. Par le repos il s'y forme deux couches, l'une profonde, liquide, filante, purement salivaire, l'autre superficielle, ressemblant à du blanc d'œuf battu se tassant peu à peu en une couche mousseuse qui surnage et peut s'enlever d'un seul coup. Or, en déplaçant cette mousse, on vo que les crachats purulents, au lieu de tomber au fond du vase, sont suspendus accrochés à elle, flottent, homogènes, allongés comme des sangsues et rappellent fort bien l'aspect des blocs de *manne en larmes*.

Mais cette variété d'expectoration peut s'observer aussi chez des caverneux non laryngés, dans plusieurs circonstances.

On peut la voir chez les tuberculeux sialorrhéiques en général, et surtout chez pas mal de nerveux atteints de ptyalisme qu'on pourrait appeler maniaque. Les uns ont cette manie-là comme ils en auraient une autre, comme un tic ; d'autres se la sont créée par phobie, dans la crainte qu'ils ont d'avaler leurs crachats tuberculeux depuis qu'ils sont malades ; d'autres l'ont d'une façon plus intermittente, et en corrélation avec une véritable aérophagie. Chez tous on peut observer l'expectoration susdite, tant que dure leur ptyalisme maniaque, et elle cesse quand on parvient à supprimer ce dernier par persuasion ou suggestion, ce qui n'est pas très rare.

Mais il est des cas où l'on se demande si cette

expectoration mousseuse accrochant tous les crachats nummulaires est bien due à une hypersécrétion bucco-pharyngée, où si le liquide mousseux ne provient pas plutôt d'une sorte de bronchorrhée.

C'est ainsi qu'on peut l'observer pendant quelques jours chez des phtisiques cavitaires ou de simples pleuro-pneumoniques à peine ramollis, à l'état de fatigue, en surmenage, après un voyage pénible par exemple ; et alors, après une brève cure de repos au grand air, quand les lésions pulmonaires se désencombrent, on voit graduellement disparaître de l'expectoration l'élément *muco-mousseux*, laissant tout simplement dans l'eau du récipient les crachats amygdaliens, bursiformes, nummulaires habituels.

C'est ainsi encore que, chez des femmes portant une caverne avec vastes pleurites membraneuses plus ou moins desséchées en temps ordinaire, on peut voir, à l'époque menstruelle, apparaître pendant trois ou quatre jours cette expectoration mousseuse à laquelle sont appendues des larmes purulentes, en même temps qu'à l'auscultation on trouve des bandes pleurétiques bruyantes, criardes, recouvrant des bouffées de râles fins qui traduisent l'humidité sous-pleurale.

B. — Expectorations insolites.

A côté de ces caractères généraux de l'expectoration caverneuse, il n'est pas inutile de signaler des *expectorations à caractère extraordinaire*, de façon plus ou moins accidentelle.

1. Dans certaines *hémoptysies*, l'existence d'une caverne peut donner aux caillots de sang une forme toute particulière. Deux circonstances peuvent se présenter : 1° la caverne, de petit volume en général, est le siège de l'hémorragie, ou bien le sang, venant d'un point très voisin, s'accumule dans cette caverne, à la fin de l'accès quand le sang ne fait plus que suinter ; et quelques heures plus tard ce sang est rejeté d'un bloc qui, secoué dans l'eau, rappelle la forme d'un poulpe avec son corps arrondi et ses tentacules brisés à une longueur variable et souvent déjà ramifiés ; 2° au lieu d'être apparente par hémoptysie, l'hémorragie se fait de façon occulte, le plus souvent pendant le sommeil de la nuit, mais aussi parfois au repos dans le jour. Le malade ignore en se réveillant qu'il a eu un suintement sanguin dans une bronche ou dans son foyer cavitaire, et tout à coup rend un bloc sanguin qui, secoué dans l'eau, s'étale en poulpe comme dans le cas précédent.

A côté de ces expectorations cavitaires franchement hémoptoïques, il faut signaler, pour leur valeur diagnostique surtout, les crachats caverneux *briquetés* qui, en dehors de tout crachement de sang véritable, se montrent principalement dans la matinée, faisant place aux crachats incolores pour le reste de la journée, et cela pendant une série de jours. Lorsqu'ils se produisent sans autre cause connue, presque toujours ces crachats traduisent un phénomène de saturation alimentaire quantitative ou qualitative, que ce soient aliments ou boissons, chez des sujets dits congestifs. Comme tels ils doivent éveiller l'attention du médecin et du malade, n'étant souvent que les avant-coureurs d'une hémoptysie véritable, si le diagnostic n'est pas établi et si l'on ne prend pas les mesures hygiéniques qui sont adéquates à cet état morbide.

Lorsque cet incident hémorragique se produit chez un cavitaire à expectorations bursiformes, très souvent les premiers crachats du matin, incolores à leur périphérie, semblent contenir dans leur intérieur une boulette de sang véritable ou simplement une tache rose vif que l'on distingue fort bien quand la *bourse* purulente à bords godronnés, au lieu d'être close par rétraction élastique, reste encore quelque peu ouverte.

Un point intéressant encore à signaler chez les tuberculeux cavitaires qui portent au moins deux foyers de suppuration. Lorsqu'ils font une hémoptysie et qu'après l'accès les crachats nummulaires ou bursiformes sont, les uns franchement colorés par le sang, les autres absolument incolores, on peut trouver dans ce fait la confirmation de son diagnostic stéthacoustique, si l'on a pensé qu'il y avait deux foyers cavitaires.

2. Nous avons, il y a bien longtemps, signalé le fait curieux des crachats nummulaires qui, parfaitement blancs à la lumière solaire, prennent une coloration rosée et même rouge à la lumière arti-

ficielle. Tel malade caverneux qui, expectorant pendant la nuit, constate avec inquiétude que ses crachats sont plus ou moins briquetés, s'étonne à son réveil du matin de les voir absolument incolores. Nous avons supposé qu'il s'agissait d'un phénomène de *dichroïsme* dû aux substances colorantes du sang plus ou moins abondamment représentées dans les crachats. Jamais nous n'avons observé qu'il fallût attacher une importance quelconque à cette variété d'expectoration caverneuse.

3. Dans d'autres circonstances on voit les crachats nummulaires se colorer de bile. Le fait n'est pas exceptionnel chez les ictériques.

4. Dans certains cas plutôt rares, on voit des tuberculeux cavitaires qui, au lieu d'agrandir leur foyer de suppuration de façon lente, progressive, par élimination de petites parcelles nécrosées de tissu pulmonaire, comme c'est la règle dans l'évolution des cavernes, éliminent d'un coup *un ou plusieurs fragments de parenchyme mortifié en bloc* et parfaitement reconnaissable, bien que profondément altéré, dans l'expectoration.

Quand cet accident doit se produire, la fièvre habituelle augmente, le foyer devient douloureux spontanément et à la pression du doigt, la suppuration antérieure s'accroît, une toux incessante, irritative, incoercible souvent, s'installe pendant plusieurs jours, et finalement, après un état vraiment pénible, le malade finit par expulser un ou plusieurs blocs sanieux, gris verdâtre, élastiques, d'odeur putride et même gangreneuse. Il n'est pas rare que la mauvaise odeur précède l'expulsion de l'escarre qui s'accompagne souvent d'un peu d'hémoptysie. Puis le calme revient, et le résultat de l'accident, c'est l'accroissement du volume de la cavité pulmonaire.

Dans deux de nos cas, cet accident a donné lieu à un phénomène clinique intéressant.

Une jeune fille portait dans son lobe supérieur gauche une caverne d'origine pneumonique assez récente ; depuis deux mois, sa respiration s'accompagnait d'un énorme rhoncus à ton grave, vibrant, presque permanent, très souvent rythmé au cœur et très perceptible à distance, sans qu'il fût besoin d'ausculter. Un beau jour, avec une crise fébrile surajoutée à la fièvre habituelle, le rhoncus disparut définitivement après élimination de deux blocs, gros comme des pois, de matière sanieuse, composée sans aucun doute de tissu pulmonaire nécrosé.

Une autre jeune fille nous fournit une observation à peu près identique. Pleuro-pneumonie juxta-scissurale gauche déjà excavée, datant de trois mois. Depuis que l'expectoration est devenue abondante, la respiration s'accompagne d'un rhoncus-grognement à peu près permanent, très obsédant pour la malade et qu'on entend à grande distance.

Survient une crise fébrile d'élimination avec expectoration plus abondante, plus crémeuse, et après quelques jours la malade expulse en quarante-huit heures quatre blocs de consistance élastique, gris verdâtre, sans odeur putride bien nette, dont un du volume d'un pois chiche. Pas trace d'hémorragie. Cette crise d'élimination, accompagnée de quintes de toux tenaces et pénibles, préside à la disparition du rhoncus respiratoire. Il s'ensuit en plus une phase d'amélioration rapide des signes d'auscultation et de l'état fébrile.

Les faits de cet ordre sont plutôt rares, et il ne faut pas généraliser. Mais de ces deux dernières observations, néanmoins, il semble découler qu'il y eut un rapport de cause à effet entre l'élimination des blocs de nécrose pulmonaire et la disparition du rhoncus spécial qui durait depuis si longtemps et que le rhoncus était produit par la vibration intracaverneuse de ces parcelles de tissu mortifié qu'on s'imagine volontiers comme pédiculées, saillantes, mobiles sur la paroi de cette caverne, jusqu'à ce que la crise de suppuration éliminatrice les ait mises en liberté en sectionnant leur sorte de pédicule.

5. La *gangrène dans les cavernes tuberculeuses* du poumon est plutôt rare. Pour notre part, nous en avons recueilli cinq cas sur deux mille malades. Il s'est toujours agi de gangrène bénigne compliquant des excavations d'origine pneumonique bacillaire, et quatre se sont terminés sous nos yeux par une complète guérison, le cinquième donnant encore lieu à de rares efflorescences putrides quand nous l'avons perdu de vue.

Dans l'une des observations les phénomènes gangreneux ont été permanents depuis le début, ou à peu près, de l'attaque pneumonique jusqu'à la période de réparation franchement établie ; dans deux autres, il y eut toujours alternance de crises putrides et de phases intercalaires sans odeur ou à peu près ; dans les deux dernières il n'y eut qu'une seule attaque de gangrène de courte durée. Nous les résumerons ici de façon sommaire.

PREMIER CAS. — Jeune homme de vingt-quatre ans, légèrement tuberculeux actif des deux sommets, fait une attaque pleuro-pneumonique sus-mammaire gauche ; évolution fébrile et gros symptômes locaux habituels. Quelques semaines après le début, alors que la période de réparation semblait se montrer, parut subitement l'odeur gangreneuse des crachats avec crise fébrile intense et accroissement de l'expectoration ; odeur gangreneuse franche, infecte, forçant le malade à vivre à l'écart de son entourage. Alors se succèdent les crises de suppuration abondante avec hémoptysies fréquentes, pendant huit, dix, quinze jours ; les symptômes cavitaires augmentent à chaque crise, gargouillement, petit amphorisme, pot fêlé. En dehors des hémoptysies vraies, l'expectoration en vomique est souvent mélangée de sang.

Entre les crises de suppuration éliminatrice, la fièvre ne tombe pas à la normale matinale, la courbe baisse simplement, mais l'odeur et l'aspect gangreneux des crachats subsistent, quelque peu atténués.

Pendant ce temps, les excellentes fonctions digestives du malade lui permettent de se nourrir solidement, de se maintenir et bientôt de reprendre et dépasser le poids considérable qu'il avait perdu. Cet état dure sept mois ; alors tout change un beau jour; l'odeur cesse entre les crises, qui deviennent plus rares et moins violentes ; plus d'hémorragies ; les grands signes cavitaires régressent et la réparation de la caverne s'effectue. Les crachats nummulaires isolés reparaissent, l'odeur gangreneuse n'existe plus et la santé générale devient superbe, l'apyrexie étant à peu près parfaite. Au bout du dixième mois il n'y a plus de signes cavitaires, qui sont remplacés par un souffle avec craquements un peu porcelainés ; l'expectoration est presque tarie. Quelques mois plus tard le malade était en belle guérison apparente.

Deuxième cas. — Robuste garçon de trente-deux ans, grand buveur. Après une période assez courte d'activité tuberculeuse du sommet droit, il fait, suite de surmenage, une attaque pleuro-pneumonique de l'angle scissuro-vertébral du lobe supérieur correspondant ; grands accidents habituels du début. En quelques semaines la nécrose se fait et s'élimine, et aussitôt l'expectoration, abondante, devient gangreneuse comme aspect et odeur.

Alors l'affection marche par crises très fébriles, avec redoublement des crachats nummulaires fondus en purée, avec ou sans hémorragie, crises de cinq, huit, dix jours de durée, à la fin desquelles les signes cavitaires s'accentuent régulièrement. Puis ces crises sont bientôt séparées par des intervalles d'apyrexie relative d'abord, et enfin complète après cinq mois. L'état général se relève après chaque incident, et, pendant les phases d'apyrexie, l'odeur gangreneuse disparaît de même que l'expectoration en vomique. Les crises d'élimination sont en général annoncées au malade par un goût putride dans la gorge, avant tout frisson et toute odeur des crachats.

Les accès deviennent de plus en plus courts et plus rares ; il en est qui semblent avorter après vingt-quatre ou trente-six heures de mauvaise odeur, et celle-ci, cessant d'être franchement gangreneuse, n'est plus qu'un peu putride. Enfin, au bout d'un an, l'apyrexie continue s'établit, l'état général est superbe ; puis le foyer, très profondément situé sur le médiastin, ne s'entend que difficilement et ne donne que deux ou trois crachats muco-purulents. C'est la guérison prochaine. Mais la mort survient par accident deux mois plus tard.

Troisième cas. — Jeune homme, vingt ans, éreinté par les sports, toussant depuis trois ans, fait une hémoptysie symptomatique de l'éclosion d'une pleuro-pneumonie sous-scissurale droite, dans l'angle supérieur du lobe inférieur, avec grande pleurite membraneuse couvrant ce lobe en arrière ; rapidement signes cavitaires et bientôt expectoration nummulaire abondante.

La fièvre n'est déjà plus que vespérale quand, sans cause connue, se montre l'odeur gangreneuse des crachats pendant une crise d'élimination nécrotique, au moins vraisemblablement. A partir de ce moment la maladie se compose de périodes de calme avec 38° seulement le soir, pendant lesquelles les crachats sont nummulaires isolés, à odeur un peu putride mais non très fétide, séparées par des crises courtes de cinq à huit jours de fièvre permanente, avec douleur dans le foyer, grosse expectoration en purée sanieuse, souvent chargée de sang, à odeur épouvantable.

Malgré cela, la santé générale se relève, le malade reprend son poids antérieur, les crises deviennent de plus en plus espacées et, après quelques mois, il peut reprendre sa vie habituelle. Deux ans plus tard, nous avons su que les attaques gangreneuses avaient disparu à la longue, mais qu'il persistait encore une expectoration cavitaire notable, sans état fébrile d'ailleurs.

Quatrième cas. — Il s'agit d'un jeune homme de dix-neuf ans qui fait une pleuro-pneumonie juxta-scissurale du côté droit, lobe supérieur, à évolution classique au début. Mais le vingt-deuxième jour, quand l'expectoration est bien établie, on constate tout à coup l'odeur gangreneuse des crachats, avec une médiocre exaspération de la fièvre. La crise d'expectoration gangreneuse sanguinolente dure dix jours ; l'odeur nauséabonde s'atténue et disparaît rapidement et n'a plus jamais reparu. La pleuro-pneumonie suivit sa marche régulière, fit un trou de calibre plutôt médiocre et guérit fort bien.

Cinquième cas. — Très analogue au précédent. Homme de trente ans. Après grand surmenage, se mot à tousser. Un mois plus tard fait une attaque fébrile avec point de côté sus-mammaire droit correspondant à un autre foyer douloureux en arrière vers la quatrième vertèbre. Période de grande fièvre, puis expectoration bientôt abondante. A l'auscultation, signes cavitaires en plein lobe supérieur, entre la clavicule et le mamelon, d'un foyer probablement appliqué sur la lame scissurale horizontale. Un beau jour, crise fébrile violente, 38°,5-39°,5, pendant une semaine ; l'expectoration, subitement fétide, prend les caractères gangreneux. La crise se calme, l'odeur s'atténue et disparaît en quelques jours. Depuis il n'y a jamais eu de phase analogue. Il y eut des attaques plutôt rares d'élimination ordinaire avec hypersécrétion purulente, mais sans odeur.

Depuis deux ans le malade conserve une santé générale fort belle en apparence ; le foyer sus-mammaire, profond, donne huit ou dix crachats gros nummulaires tous les matins ; l'apyrexie est parfaite.

Ces faits de cavernes à expectoration gangreneuse passagère ou à crises espacées pendant longtemps sont remarquables, et ils montrent bien les bizarreries de cette véritable complication de la tuberculose pulmonaire. Longtemps on a cru que c'était là une association plutôt rare. En tout cas, elle n'est pas d'extrême rareté, puisque nous avons pu l'observer cinq fois sur deux mille malades.

Lorsqu'on observe un caverneux à odeur gangreneuse, il ne faut pas oublier que, dans certains cas, on peut croire à l'existence de phénomènes gangreneux qui n'existent point, si l'on examine superficiellement les expectorations. Il est des caverneux punais qui, surtout pendant la toux, s'entourent d'une atmosphère de puanteur telle qu'elle peut induire en erreur ; il faut également éliminer les odeurs putrides provenant de certaines affections de la bouche et de la gorge. Ces erreurs ne sauraient persister longtemps.

En revanche, il y a des cas de pseudo-gangrène de cause toute différente, très trompeurs et qui méritent d'être signalés. En voici un que nous avons observé ces derniers temps.

Il s'agit d'un grand garçon qui portait une caverne pneumonique sous-scissurale gauche, à expectoration très abondante de nummulaires agglomérés en purée. Il toussait assez brutalement, sans retenue, par quintes prolongées. Point de fièvre, excellent tube digestif en apparence, plutôt avec tendance à la constipation.

En dehors des crises de toux, il n'exhalait que l'odeur fadasse de beaucoup de phtisiques. Mais, dans la plupart de ses grandes quintes, il s'entourait d'une atmosphère épouvantable, au premier abord putride et gangreneuse, qui rendait son voisinage intenable pour les autres, même à l'air libre. En réalité, il s'agissait d'une odeur de *fosse d'aisances* absolument repoussante. Mais les crachats euxmêmes ne répandaient point d'odeur extraordinaire.

Après avoir éliminé les causes possibles de ce fait,

nous sommes arrivé au résultat que voici, en surveillant le malade et en étudiant la manière d'être de ses quintes. Pendant la toux, il se produisait une contraction violente, spasmodique, véritable convulsion des muscles abdominaux, avec congestion intense de la face, crispation des traits et, tout à coup, des gaz fétides étaient expulsés par la bouche, gaz intestinaux évidemment.

Pendant des mois ces accidents persistèrent, rendant la société de ce malade insupportable à tout le monde. Mais, grâce à un tube digestif parfait, il remonta si bien son état général que la lésion pulmonaire entra en phase de réparation ; l'expectoration se restreignit de façon remarquable ; peu à peu les quintes odorantes s'espacèrent, ne se montrèrent pas tous les jours et enfin cessèrent totalement, si bien que le malade, robuste, ne toussant plus guère, pouvait passer pour être en voie de guérison très avancée.

Cette forme de gangrène pulmonaire est un peu particulière incontestablement, puisqu'elle semble bien n'être qu'une complication locale, limitée exclusivement aux ramollissements cavitaires du poumon, avec cette notion fort intéressante en plus, qu'il s'agit d'une forme bénigne. Les cas de cette catégorie mériteraient le nom de *cavernes tuberculeuses à crises gangreneuses*, ou encore de *gangrène bénigne dans les cavernes tuberculeuses.*

On cite partout le cas décrit par Laënnec de *gangrène d'une caverne pulmonaire*, mais il est bien plus probable qu'il s'agissait d'une vraie gangrène pulmonaire chez un tuberculeux.

Un fait du genre des précédents, publié par le Dr Perrin, de Nancy (*Soc. méd. de Nancy*, 1916, et *Journal des Praticiens*, 1917), vient éclairer d'un jour nouveau cette question intéressante.

Il s'agissait d'une jeune femme portant un ramollissement cavitaire du lobe supérieur droit, qui fut prise, à la suite de grands surmenages, d'une crise fébrile violente après vingt-quatre heures de laquelle son expectoration avait déjà l'odeur gangreneuse.

L'examen microscopique montra comme toujours une infection polymicrobienne, mais avec grande prédominance de l'association *fuso-spirillaire*. Des injections intramusculaires d'huile eucalyptolée amenèrent une grande amélioration passagère, mais la guérison complète fut obtenue par l'emploi d'injections intraveineuses de néo-salvarsan.

Dans les cas qui nous sont personnels, le seul traitement employé a consisté à mettre les malades surmenés, plus ou moins éreintés, dans des conditions excellentes de repos, d'alimentation sérieuse et d'aération permanente avec, comme médicaments, du tanin à haute dose et de l'essence d'eucalyptus à l'intérieur.

Nous n'avons pas à faire ici l'étude microscopique de toutes les variétés de crachats émis par les cavernes tuberculeuses. Cela sort absolument de notre cadre. On trouvera toute cette étude vraiment scientifique dans le beau travail de F. Bezançon et S. de Jong (1).

6. Les cavernes tuberculeuses à expectoration anthracosique ne sont pas très rares, surtout chez les sujets venant de pays miniers.

Les grandes anthracoses à cavernes multiples, à infiltration charbonneuse à peu près généralisée à tout un poumon, souvent aux deux, n'ont pas grand intérêt clinique et ne sauraient guère porter enseignement. C'est l'expectoration noire, couleur de suie, c'est la grande phtisie anthracosique de nos aïeux, pour laquelle on discute toujours afin de savoir ce qui a commencé, l'anthracosis ou la tuberculose scléro-caséeuse. Nous en avons observé ces derniers temps un cas chez un homme de soixante ans, vieux tuberculeux, quelque peu éthylique, vivant depuis son enfance à la mine; cavernes bilatérales; mort de phtisie progressive.

Les cas intéressants concernent des sujets portant un ramollissement cavitaire tuberculeux avec lésions bien limitées en général, dont l'expectoration est bursiforme, nummulaire ou en purée, bacillifère, mais plus ou moins tachée de charbon, chaque crachat étant panaché de noir simplement ou complètement noir. Et quand on peut établir par l'anamnèse ou l'observation directe que la tuberculose active existait depuis un certain temps quand sont apparues les expectorations noires, il y a bien des chances

(1) *Traité de l'examen des crachats*, Masson, 1913.

que l'association morbide ait commencé par la première.

Nous avons, en ces dernières années, observé trois cas de cette catégorie. Tous ont guéri, la guérison commençant par la disparition des crachats noirs.

PREMIER CAS. — Jeune homme de vingt et un ans, employé dans une usine minière ; était en activité tuberculeuse de son sommet gauche depuis cinq mois, toussant, crachant peu, maigrissant, mais sans cesser de travailler. Au début, les expectorations venant des lésions vulgaires des sommets étaient incolores ; peu à peu elles devinrent noires ou très tachées de noir. Il fait bientôt une attaque fébrile, pleuro-pneumonie sous-scissurale gauche avec grande pleurite membraneuse couvrant le lobe inférieur en arrière, comme c'est très habituel; ramollissement consécutif plutôt médiocre. Il y eut d'abord dans l'expectoration mélange de crachats petits nummulaires blancs et charbonneux, puis tous noircirent.

A la cure méthodique le reliquat d'état fébrile disparut, la santé générale se refit, le charbon disparut peu à peu de l'expectoration. Néanmoins, tant qu'elle exista, il y eut, par-ci par-là, quelques pointillés noirs. Le malade guérit parfaitement au moins cliniquement.

DEUXIÈME CAS. — Homme de trente ans, boulanger, ne quittant guère son fournil peu hygiénique. Le surmenage aidant, il se met à tousser et cracher et, au bout de quelques mois, voit que son expectoration se tache de noir partiellement ou en totalité. Pris de fièvre, amaigri, crachant de gros blocs purulents charbonneux, sans appétit, suant la nuit, il présente alors une infiltration assez bénigne du lobe supérieur gauche, mais, comme lésion principale, un ramollissement cavitaire tout en haut et en dedans du lobe, à la pointe de l'apex. D'après les signes d'auscultation et le volume des crachats, on peut évaluer les dimensions de ce trou au calibre d'une grosse noisette. Les expectorations sont de gros blocs bursiformes ou nummulaires, tantôt tout noirs, tantôt panachés simplement.

La cure hygiénique remit sur pied ce malade. En huit mois, la lésion était quasi fermée, ne donnant plus qu'un souffle d'induration et de rares crachats matinaux presque toujours exempts de parcelles charbonneuses. Guérison clinique complète s'ensuivit, et le patient put, après quelque temps, reprendre son métier, mais dans de bonnes conditions hygiéniques.

Trois ans plus tard, après de grands surmenages, rechute, série de rechutes même, car bientôt les deux poumons étaient pris, avec un foyer de ramollissement à la racine vertébrale de chaque scissure et infiltration des sommets, mais sans réouverture de l'ancienne caverne. Les crachats, très abondants, sont cavitaires, mais rarement ils offrent quelques points charbonneux. Terminaison par la phtisie commune sans anthracose.

Troisième cas. — Plus bénin comme pneumokoniose que le précédent. Jeune homme de vingt-huit ans, habitant une usine riche en fumées et poussières charbonneuses ; devient tuberculeux actif, tousse et crache. Expectorations d'abord incolores ; quelque temps après, il présente une infiltration des lisérés supérieurs des deux sommets, plus un petit foyer ramolli à bruit de clapet vibrant tout en haut et en dedans du l'apex gauche, plus un point rude et crépitant à la racine scissurale du même côté ; d'hérédité asthmatique, il a facilement le râle sibilant et ronflant, et l'expiration est lente et rude. A ce moment les crachats, petits nummulaires, sont fortement charbonneux.

Mis à la cure rationnelle, il s'améliore très vite, reprend une belle santé générale, sèche ses sommets, voit ses expectorations devenir à peu près incolores, et finalement fait une bonne guérison clinique.

Des observations de ce genre semblent nettement établir que, dans nombre de cas, l'anthracose pulmonaire n'est qu'une complication de la tuberculose, celle-ci, par ses lésions préalables, servant de lieu d'appel à la fixation des poussières charbonneuses.

Reste à savoir pourquoi les observations n'en sont pas plus journalières et à chercher les raisons qui favorisent ou empêchent cette fixation pneumokoniosique chez tel ou tel tuberculeux. Peut-être l'état d'intégrité absolue ou relative, ou bien l'altération notable de la muqueuse des voies respiratoires supérieures jouent-ils un rôle important dans cette pathogénie.

7. Chez les tuberculeux cavitaires, l'*expectoration de concrétions calcaires* est assez fréquente. Mais, sans parler de la nature même des concrétions, il semble tout d'abord qu'il faut les diviser en deux catégories : 1° celles, très communes et de petit volume en général, qui se forment dans des bronches et surtout des bronchioles très malades, sclérosées, oblitérées ; 2° celles qui peuvent se former dans une caverne même, ou bien qui, provenant d'une bronche afférente ou efférente, peuvent s'arrêter secondairement dans un foyer cavitaire.

a. Les premières n'ont pas grand intérêt pour la question des cavernes pulmonaires, même si, au moment de leur élimination et de leur expulsion, elles trouvent sur leur chemin une cavité largement ouverte qu'elles franchissent sans incident. Chez certains tuberculeux chroniques scléreux ou scléro-caséeux, les petites pierres intrabronchioliques, enkystées depuis un temps quelconque, sont un beau jour attaquées par les agents de la suppuration éliminatrice et, après des incidents variés, toux énervante, hémorragies, ou même sans incident notable, sont expulsées et attirent l'attention du malade quand elles franchissent la glotte et la cavité buccale. On sait que nombre de tuberculeux, à partir d'une certaine phase de leur phtisie chronique, rendent des quantités de ces petits calculs ramifiés, coralliformes, sans en être autrement incommodés. Certains les collectionnent en assez grande quantité.

b. Cliniquement, les concrétions intracavitaires sont d'une interprétation plus délicate. On peut leur supposer trois origines : 1° elles se formeraient dans une caverne ouverte, comme une pierre dans la vessie ; 2° elles s'arrêteraient dans une caverne en venant d'une bronche ; 3° elles proviendraient d'une ancienne caverne oblitérée, ratatinée en cicatrice caséeuse puis calcaire, et, à une époque ultérieure, la suppuration s'emparant de ce noyau fibro-calcaire, il se formerait une vraie caverne secondaire contenant la concrétion devenue mobile et cherchant sa voie vers une bronche voisine, d'après le processus habituel d'élimination des corps étrangers intrapulmonaires.

Ces trois suppositions sont parfaitement admissibles.

Nous n'avons aucun fait qui nous autorise à croire que nous ayons observé la première éventualité, c'est-à-dire la formation d'un caillou dans une caverne ouverte. On a rapporté (Voy. l'excellente *Thèse* de Poulalion, 1891) des observations qui paraissent bien démonstratives de la formation de pierres non seulement dans des cavernes fermées, enkystées, mais encore dans des cavernes ouvertes, comme s'il s'agissait de pierres dans la vessie.

Il est vraisemblable que maintes fois le médecin assiste à l'expulsion de concrétions minimes qui ont franchi une cavité pulmonaire pour atteindre une bronche d'excrétion, mais sans que rien puisse le faire soupçonner.

Mais le dernier processus supposé mérite attention, si nous en croyons plusieurs faits observés par nous-même, et il y a lieu de croire qu'ils ne doivent pas être bien rares, car ils représentent en grand, pour une grosse concrétion, ce qui doit se passer très souvent pour les petites concrétions intrabronchioliques.

Dans les poumons des phtisiques chroniques, il y a des quantités de petits moules calcaires enkystés dans une coque fibreuse formée aux dépens du parenchyme sclérosé. Que représentent ces nodules fibro-calcaires plus ou moins arrondis ou anguleux, sinon une cavernule fermée par sclérose?

N'est-ce pas un processus identique ou très approchant qui constitue les cavernes plus volumineuses, fibro-calcaires également? Et, au bout d'un temps variable chez un phtisique chronique, n'est-ce pas aussi un processus local infectieux qui va envahir ce foyer, ronger la coque autour de la concrétion, mobiliser celle-ci dans la poche et peu à peu transformer le tout en une vraie caverne contenant une pierre? Et cette pierre, par la loi naturelle qui préside à l'expulsion des corps étrangers, ne va-t-elle pas chercher dans le voisinage une bronche suffisante pour lui livrer son passage? Nous pensons que le plus souvent, aussi bien pour les petits incidents de la petite lithiase bronchiolique que pour les accidents plus sérieux causés par les concrétions plus grosses, c'est le processus susdit qui préside à l'élimination. Et, dans ces conditions, il semble loisible de parler de concrétions intracaverneuses, dont nous croyons bien avoir observé quelques cas intéressants.

Premier cas. — Femme de trente-cinq ans, tuberculeuse de vieille date, mais avec des rémissions de longue durée ; elle n'en avait pas moins eu quatre enfants nourris par elle en grande partie ; lésion mitrale manifeste depuis quelques années; grand nervosisme. Très surmenée ces derniers temps, elle subit une série de rechutes précipitées.

Elle se présente fébrile permanente, 37°,5-38°,5, tousse et expectore beaucoup avec petites hémoptysies passagères. Comme lésions, vieille sclérose des sommets, avec noyaux rudes et ramollis ; mais, à gauche, en outre de l'infiltration du lobe supérieur, on trouve un foyer plus récent de pleuro-pneumonie juxta-scissurale, à signes cavitaires, perceptible aussi en avant dans l'angle sterno-claviculaire.

Après une phase assez belle d'amélioration de l'état général et local et d'abaissement de la courbe thermique, des signes d'humidité anormale se montrent permanents dans la fosse sus-épineuse gauche, en un point fixe douloureux spontanément et à la pression, sans que le foyer scissural manifeste davantage ; l'expectoration augmente, la toux devient mauvaise, par quintes pénibles, tenaces;

la fièvre s'accroît ; les petits crachements de sang sont fréquents.

Un mois plus tard, la malade fait une hémoptysie sérieuse avec fièvre intense, congestion énorme du sommet et, le troisième jour de l'hémorragie, expulse dans un effort très douloureux, presque syncopal, une concrétion calcaire plutôt arrondie, mais grenue et irrégulière à sa surface, un peu excavée à l'intérieur, du volume d'un beau pois ; l'expulsion est suivie d'une reprise de crachement de sang qui se calme bientôt.

Cette délivrance ne sert point à améliorer la situation. La malade, abîmée par cette longue phase de souffrances, d'inanition relative, le cœur fortement troublé, ne put remonter le courant et succomba rapidement.

Voilà un cas grave, car le travail d'expulsion de la pierre a certainement provoqué la chute finale. La patiente n'ayant pas souvenance d'avoir antérieurement rendu des broncholithes, ce ne fut qu'après la délivrance que l'on put voir l'enchaînement des phénomènes qui nous a paru et nous semble encore des plus nets.

Chez cette femme, la caverne actuelle était scissuro-médiastinale ; mais ce n'est point de là que venait le travail d'expulsion. Ce fut du sommet, dans un des noyaux soufflants plongés dans la sclérose, noyau qui se mit à devenir humide, douloureux, craquant, râlant, presque gargouillant. Et il est logique de penser qu'il y avait là une vieille cavité fibro-calcaire, que l'infection remit en activité de suppuration ; et le travail fébrile, douloureux, à réflexes intenses, dura jusqu'à perforation d'une bronche voisine.

DEUXIÈME CAS. — Mortel également, mais avant l'expulsion du caillou, du moins est-il raisonnable de l'interpréter de cette façon.

Femme de trente-deux ans, tuberculeuse depuis son enfance, avec de grandes rémissions autrefois, mais avec accidents continus depuis plusieurs années : tantôt congestions pulmonaires, tantôt poussées de pleurite, tantôt crises de suppuration dans les sommets. Émission fréquente de petites concrétions bronchiques plus ou moins ramifiées accompagnées de crachements de sang. Comme grand accident, il faut noter une pleuro-pneumonie grave de la base droite il y a trois ans (pleuro-pneumonie juxta-scissurale).

Depuis plus d'un an, la fièvre vespérale est constante, avec rémission à la normale le matin, avec quelques sueurs ; frissons dans la matinée, accès de onze heures, qui empêche l'alimentation. En résumé, très mauvais état général.

L'auscultation montre l'infiltration scléreuse des deux sommets, avec quelques craquements et râles (cavernules bilatérales). Mais à droite, à la racine vertébrale de la scissure, on trouve un foyer cavitaire fortement grouillant, mais non amphorique. La malade se plaint toujours de son côté, crache souvent du sang, expectore abondamment des crachats nummulaires de colorations variées.

Installée à la cure hygiénique, dans d'excellentes conditions, elle voit sa fièvre baisser, mais l'accès de onze heures persiste ; l'appétit ne se réveille point, la toux est toujours fréquente et quinteuse. A deux reprises il y a expulsion de petites concrétions bronchiques, sans hémorragie. Mais peu à peu la douleur de côté, fixe en arrière, irradiant vers la marge scissurale, s'accentue et attire vraiment l'attention par son intensité et sa persistance ; les hémoptysies se succèdent, amenant toujours l'exaspération de la douleur locale ; la fièvre est devenue continue, 37°,8-39°,5. Le foyer scissural grouille de plus en plus, ce qui contraste avec les lésions des sommets, qui restent au grand calme. La toux est devenue horriblement pénible (la malade disant qu'elle lui déchire le dos), angoissante, émétisante à n'importe quelle heure, ne permettant aucune alimentation. Bref la malade, affaiblie de jour en jour, meurt dans le marasme.

Dans ce cas, la démonstration anatomo-pathologique fait défaut évidemment pour affirmer la colique calculeuse du foyer cavitaire juxta-scissural. Mais si l'on considère la forme scléro-caséeuse de cette vieille phtisie à grandes rémissions, avec expulsion fréquente de petites concrétions bronchiques ; si l'on envisage que la pleuro-pneumonie scissurale avait évolué trois ans auparavant ; que ce foyer s'est réveillé douloureux en permanence, avec irradiations assez étendues, angoissantes, s'accompagnant d'hémoptysies continuelles ou alternant avec elles ; n'est-on pas en droit de supposer qu'il y avait là un calcul intracaverneux en travail d'élimination qui n'a pu aboutir et qui a achevé l'affaiblissement de la patiente ?

Aujourd'hui, vu la facilité avec laquelle nos chirurgiens attaquent la plèvre et les poumons, nous n'hésiterions pas à proposer une intervention dans un cas semblable.

Troisième cas. — Il peut servir à éclairer le précédent. Homme de quarante ans. Tuberculeux de l'enfance, à grandes rémissions ; accidents congestifs des sommets, surtout à gauche, les crises fébriles étant de courte durée ; quelques hémoptysies sans importance ; rhumes tous les hivers. Enfin, ces dernières années, expulsions de quelques broncholithes.

Il y a trois mois, il fit une pleuro-pneumonie juxta-scissurale gauche, avec grand appareil fébrile et congestif.

Actuellement, la courbe est encore à 36°,7-37°,9 (température buccale), bien que l'état général se soit un peu amélioré. L'expectoration est abondante, mélange de gros crachats vermiformes et de petits nummulaires. On trouve à l'auscultation de l'induration scléreuse avec quelques craquements secs à la toux, au sommet droit en arrière ; le sommet gauche, plus fortement atteint, rude, soufflant, craquant sec à la toux, donne, tout à fait à l'apex, sur la base du cou, des signes cavitaires très limités, un peu éloignés de l'oreille (petite caverne sur la face interne du sommet) ; le reste du lobe supérieur en arrière est plus ou moins mat. En plus, à l'origine vertébrale de la scissure gauche, foyer pleuro-pneumonique très probablement en période de réparation, dont les bruits s'entendent aussi en avant dans l'angle sterno-claviculaire.

Après six semaines de cure hygiénique, la courbe est à 36°,4-37°,3 (buccale) ; les crachats vermiformes persistent, plus petits, mais les nummulaires sont à peu près disparus ; meilleur état général ; les bruits du foyer scissural sont réduits à peu de chose, mais les signes du foyer cavitaire supérieur sont toujours là.

Huit jours plus tard, la fièvre reprend un peu, le malade se plaint de son épaule gauche, et l'on découvre, à la région sus-épineuse externe, un petit foyer de craquements humides, douloureux à la pression du doigt ; le douzième jour il y a expulsion de trois concrétions de petit volume, non pas des petits broncholithes moulés et ramifiés, mais des débris cassés dont un conchoïdal, comme s'ils provenaient d'un caillou plus gros, poreux et friable ; l'expulsion du dernier s'accompagne de crachement de sang pendant quarante-huit heures, avec crise thermique de six jours à 37°,5-38°,8, et suppuration abondante. Puis le thermomètre baisse à 37°-38° pendant trois semaines ; les douleurs d'épaule continuent et le foyer sus-claviculaire reste très humide.

Nouvelle ascension thermique, expulsion de deux

fragments calcaires en trois jours avec hémoptysie légère; après six jours de calme, crachement de sang et rejet de deux autres fragments dans l'espace de trois jours également. Pendant ce temps, le foyer nouvellement remis en activité grouille de plus en plus et donne des craquements humides.

Alors surviennent des accidents intestinaux qui emportent le malade après trois semaines. Huit jours avant la mort, il y eut encore une hémoptysie avec expulsion d'un fragment calcaire.

Dans ce cas très intéressant on peut, croyons-nous, suivre facilement, au milieu de la zone scléreuse, soufflante, du sommet gauche, la remise en activité d'un nodule cicatriciel fibro-calcaire, d'où, vraisemblablement, sont émanés tous les accidents, douleur permanente spontanée et à la pression, hémorragies et expulsion de fragments de concrétions avec crises fébriles.

Ici encore la production calcaire enkystée, redevenue mobile par infection et suppuration de sa coque d'enveloppe, n'a pu être expulsée en totalité, mais il semble que les secousses de toux, agitant sans cesse cette concrétion, ont très bien pu en briser des fragments qui se sont frayé passage dans une bronche voisine.

Tout récemment nous avons observé un fait du même genre et non moins intéressant.

Quatrième cas. — Grand jeune homme de dix-huit ans, croissance très rapide marquée par une foule d'accidents de bacillose juvénile. Finalement, grande attaque pneumonique sus-scissurale gauche bientôt en ramollissement cavitaire, pendant que la lésion plus vieille du sommet se ramollissait elle-même sur quelques nodules. Grosse expectoration, fièvre à sueurs nocturnes, 36°,8-38°,8, tendance à la diarrhée avec appendice très sensible et réaction hépatique. Depuis plusieurs mois, il a expectoré à trois reprises des petites concrétions calcaires. Une cure hygiénique bien conduite amène néanmoins une amélioration notable, la fièvre baissant le soir, les sueurs diminuant, pendant que le foyer cavitaire perdait beaucoup de ses bruits.

Mais un accident nouveau survient. Pendant une crise d'ascension fébrile sans autre cause connue, le malade rend deux petites concrétions. Le calme revient.

Quinze jours plus tard, même incident avec expulsion d'un petit caillou, rongé, très irrégulier. Pendant chaque crise, le sommet gauche se congestionne, râle, et devient douloureux.

Puis une crise beaucoup plus longue, fièvre intense, 39°,8-40° le soir, avec congestion intense de tout le sommet, douleur permanente dans la région, se terminant par l'expulsion de deux concrétions calcaires représentant des fragments d'une boule creuse dont le volume est vraisemblablement celui d'un gros pois. Quelques jours après, sans reprise de fièvre plus forte, rejet d'un autre fragment du même genre. A partir de ce moment, la fièvre hectique est tellement intense et irrégulière qu'on ne peut savoir s'il y a des recrudescences vraies, mais les jours suivants il y a encore expulsion de deux fragments calcaires plus petits.

Dans ce cas évidemment il y a eu, dans un point du sommet, mise en liberté d'une assez grosse concrétion creuse qui s'est brisée pendant le travail d'élimination. On ne saurait dire si elle a trouvé sa voie directement dans une bronche, ou indirectement en traversant une caverne préexistante du voisinage. Mais de toute façon il a fallu un gros travail de suppuration autour de ladite concrétion pour la libérer de sa coque d'enkystement et la mobiliser ; et il lui a fallu encore un gros travail de suppuration pour lui permettre de se frayer une voie soit dans une bronche, soit dans une cavité voisine. On peut donc cliniquement assimiler ce travail de nécrose périphérique, d'élimination, d'ulcération péricalculeuse au travail de fonte et d'ulcération suppurative qui préside à la formation des cavernes. En tout cas, ce relativement gros calcul a progressé sans produire de déchirures, car, à aucun moment, il n'y a eu de sang dans les expectorations.

Il ne faut pas croire que tous les cas de ce genre se terminent par la mort, comme si le travail d'élimination d'un calcul relativement volumineux épuisait toujours à fond l'organisme. Maintes fois, au contraire, il arrive, comme pour beaucoup d'éliminations nécrotiques chez les phtisiques qui se défendent bien, que tel malade ne commence à bien aller, à perdre sa fièvre persistante, à réparer vraiment ses lésions que lorsqu'il a supporté une ou plusieurs crises plus ou moins pénibles accompagnées de l'expulsion de concrétions ou fragments de concrétions calcaires.

Tout récemment encore, nous voyions un jeune homme, tuberculeux depuis plusieurs années, tourmenté par des reprises d'hémoptysies concomitant souvent le rejet de petites pierres bronchiques, périclitant de façon variable à chaque incident de ce genre, paraissant en somme orienté sur une très mauvaise voie, qui commença à dessécher ses lésions, à perdre sa fièvre, à franchement améliorer son état général et à entrevoir la guérison possible, seulement après l'expulsion, très mouvementée d'ailleurs, d'une concrétion bien plus volumineuse que les autres.

V. — ÉVOLUTION SPÉCIALE DE CERTAINES CAVERNES.

On peut dire de façon générale que la destinée des cavernes tuberculeuses des poumons est de s'agrandir aux dépens du parenchyme environnant, en se fondant parfois avec une ou plusieurs voisines pour en constituer une plus vaste, ou bien de s'arrêter sur place dans leur évolution, de scléroser leur paroi, de se rétracter ensuite plus ou moins, même de se fermer et cicatriser totalement. Mais, à côté de ces processus d'aggravation ou de régression, on observe des évolutions qu'on peut appeler anormales et qui comportent un intérêt clinique très notable incontestablement.

a. Nombre de cavernes superficielles par rapport à tous les segments pleuraux, et même profondes, intralobaires, arrivent, quand elles s'agrandissent sans cesse, à user ce qui reste de parenchyme entre leur cavité et la surface pleurale la plus proche, provoquant une adhérence parfaite entre les deux feuillets, de sorte que leur paroi, si l'on veut encore employer ce mot, est au contact de la charpente ostéo-musculaire du thorax, ou bien d'un lobe pulmonaire adjacent, ou bien du plancher diaphragmatique, ou bien encore de tous les organes contenus dans la loge médiastine.

Ce sont là trouvailles d'autopsie en général qui n'ont guère d'importance clinique, étant donné que la caverne s'est, jusqu'à la mort, trouvée fermée de ces divers côtés par l'acte de défense de tous ces organes limitrophes contre son envahissement.

Cependant ces *cavernes usées*, comme on les appelle, deviennent intéressantes lorsque l'usure du parenchyme pulmonaire se fait du côté du squelette thoracique. C'est qu'alors la caverne, si elle est d'un calibre notable, directement sous l'oreille, peut-on dire, peut simuler un pneumothorax partiel de la plèvre sous-costale. Nous avons déjà parlé ci-dessus de cette évolution pathologique.

Plus souvent encore, faute d'adhérences suffisamment solides, la caverne peut perforer la membrane pleurétique et s'ouvrir soit dans la grande plèvre, soit dans ses segments interlobaires et médiastinaux.

Si la cavité pleurale attaquée n'est pas obturée à ce niveau, il en résulte un pneumothorax simple ou un pyothorax immédiat. Ces éventualités ne sont pas très rares. Et dans quelques travaux sur les pleurésies purulentes interlobaires, on peut trouver la relation de certaines autopsies soigneusement faites qui ont montré l'ouverture d'un foyer cavitaire dans l'interlobe.

b. Nous n'avons personnellement observé aucune perforation de caverne dans un organe voisin de l'abdomen ou du médiastin. Mais nous avons vu récemment une *ouverture de cavité à travers la paroi thoracique dans la loge cellulo-musculaire qui enveloppe l'omoplate.*

Il s'agit d'un jeune homme de vingt-six ans qui toussait depuis un an environ, lorsqu'il y a neuf mois il fit une attaque fébrile avec point de côté droit. Il garda le lit longtemps, vit son expectoration augmenter considérablement. La fièvre ne l'a jamais quitté. Il y a trois mois, il se mit à souffrir de l'épaule droite en arrière, ne pouvant bientôt s'appuyer dessus ; il remarqua peu à peu que, chaque fois qu'il avait une quinte de toux, cette épaule se gonflait, surtout en dedans vers la colonne vertébrale. Avec le temps, il s'accoutuma à cet état de choses ; les douleurs disparurent et il ne s'en occupait plus, dit-il. Il est d'ailleurs incapable de préciser si, à cette nouvelle phase de sa maladie, il eut plus de fièvre, mais il sait que l'apparition de sa *bosse* n'a jamais provoqué d'autres incidents locaux que la douleur et la gêne déjà mentionnées.

Il se présente à nous, cachectique, squelettique, grand fébricitant avec sueurs abondantes, expectoration énorme de nummulaires presque diffluents ; sans appétit, avec une diarrhée légère mais constante.

Le poumon gauche est peu altéré dans son sommet. Le droit est atteint dans tout son lobe supérieur. En avant, les lésions sont limitées à la région sus-mammaire, maxima dans l'angle sterno-claviculaire où les bruits cavitaires sont assez éclatants mais sans amphorisme net. En arrière, le foyer maximum des bruits caverneux est dans l'angle scissuro-vertébral supérieur, avec un vague amphorisme. C'est en somme la pleuro-pneumonie cavitaire de la région médiastino-scissurale droite.

Quand le malade tousse un peu fort, le tableau change. En avant, rien ne semble se modifier dans le souffle et le gargouillement habituels. Mais, en arrière, un bruit de fuite hydro-aérique se passe sous l'oreille, et l'épaule se gonfle, se recouvre d'une *bosse* grosse comme le poing, dont le centre de base paraît être sur le bord interne de l'omoplate, à la hauteur de la quatrième côte.

Entre deux quintes de toux, cette intumescence persiste un peu, mais graduellement diminue et disparaît à peu près pour se reformer par une nouvelle quinte.

La tumeur est mollasse, spongieuse, et, si la main la comprime, elle s'affaisse, semble rentrer dans la poitrine avec un bruit comparable à un bruissement de contenu gazeux et liquide à bulles fines, qui ne rappelle en rien la sensation tactile et auriculaire de l'emphysème ou de la pneumocèle. C'est bien une éponge qu'on paraît comprimer, mais une éponge remplie d'eau et d'air.

Si l'on suit son mode d'apparition et sa disparition par compression, on constate facilement que son *pédicule apparent* est situé entre le bord de l'omoplate et le rachis, et qu'à partir de ce point elle s'étale entre la face extérieure de cet os et la peau.

Elle est d'une sonorité vague à la percussion, ne donne ni le pot fêlé, ni un tympanisme accentué; les vibrations vocales y sont très faibles par rapport au voisinage ; à l'auscultation, on y entend une respiration un peu soufflante, sans timbre particulier ; si le malade tousse, le bruissement hydro-aérique reparaît ; la voix haute et basse y retentit un peu plus que du côté sain, mais moins que dans les régions voisines.

Lorsqu'elle est réduite, on peut avec la main circonscrire une zone de consistance un peu ferme sous les téguments, zone correspondant à la base de la bosse disparue.

Le malade n'éprouve plus aucune douleur, et, autant de fois qu'il a une quinte de toux, autant de fois cette bosse se reforme sans qu'il y fasse attention. Il dit qu'au début, au contraire, cela le faisait souffrir.

Nous avons observé ce garçon pendant sept semaines, et rien ne s'est modifié du côté de la poche. La mort survint par cachexie, après formation d'un pneumothorax partiel de la grande plèvre.

L'interprétation de ce fait curieux nous semble, le plus rationnellement possible, la suivante :

Un malade, au cours d'une tuberculose des sommets, fait une pleuro-pneumonie scissuro-médiastine du lobe supérieur droit, laquelle se creuse en caverne. Celle-ci perfore plèvre et paroi thoracique très probablement au niveau d'un interstice des muscles scapulo-rachidiens, et une poche se forme peu à peu entre l'omoplate et la couche musculo-cutanée.

Il a fallu évidemment des circonstances toutes particulières pour que cette région ait pu s'accoutumer à pareille irruption ; on peut supposer qu'au moins au début cette sorte de hernie caverneuse était composée d'air exclusivement ; que par un acte de défense des tissus une poche s'est formée, s'est limitée au moyen d'une paroi adventice, qui a permis la tolérance sans accidents notables ; que par la suite, le pertuis s'agrandissant, du liquide de la caverne a pu sortir et envahir la poche déjà organisée. Mais évidemment on ne s'explique pas très bien comment tout cela a pu se faire sans infection locale. Néanmoins le fait clinique est incontestable, malgré l'absence de nécropsie.

A côté de ce cas si remarquable nous pouvons

signaler un autre fait très probable d'ouverture d'une caverne pulmonaire sous les téguments. En regard du précédent, il est bien peu important, mais il vaut néanmoins d'être signalé. Il s'agit d'un jeune homme qui, pendant le cours d'une attaque tuberculeuse à foyer cavitaire perceptible surtout dans l'angle sterno-claviculaire droit, vit paraître dans cette région une petite tumeur soulevant la peau à chaque secousse de toux, disparaissant spontanément dans les intervalles. Elle n'avait jamais dépassé le volume d'une grosse noisette.

Il y a de cela plus d'un an, et le malade ne nous donne pas de grandes précisions sur les circonstances qui ont accompagné cette sorte de petite hernie. Néanmoins il déclare nettement que la petite poche s'est formée sans rougeur à la peau ; qu'à cette époque-là il était soigné pour la tuberculose du sommet droit ; qu'il toussait et crachait ; qu'il pouvait, comme à présent, faire sortir la petite tumeur à volonté en toussant et la faire disparaître en pressant dessus, et qu'elle ne paraissait s'être modifiée en rien pendant que sa lésion pulmonaire s'améliorait régulièrement ; que depuis des mois il avait encore quelques parcelles de crachats le matin, mais se considérait comme guéri de la poitrine, malgré la petite infirmité dont il ne s'occupait plus.

Actuellement c'est un garçon plutôt un peu chétif, mais en bonne santé relative et pouvant travailler modérément.

A l'examen de la poitrine, on constate facilement que le sommet droit porte des traces d'ancienne tuberculose ; en avant, sous l'angle sterno-claviculaire, il y a, à la simple respiration, un bruit de clapet sans caractère cavitaire accentué, tantôt plus sec, tantôt plus humide, mais pas de souffle franc. Si le malade tousse, on voit saillir dans le premier espace, en bordure du sternum, une petite tumeur grosse comme une belle noisette, qui peu à peu diminue et disparaît, sans laisser de trace apparente. Si l'on ausculte pendant une secousse de toux, on perçoit un léger bruit de bruissement, comme une vibration d'un gaz en mouvement, mais sans souffle net. Quand on la comprime pour la faire rentrer, elle donne la sensation d'une petite balle de caoutchouc qui se vide sans bruit notable, et le malade n'en éprouve aucune sensation pénible.

Tous ces phénomènes très atténués n'ont rien de bien étonnant, étant donné le petit volume de la tumeur.

c. *Ouverture d'une caverne pulmonaire dans un pneumothorax préexistant.* — Le fait clinique dont nous voulons parler est nettement défini par ce titre. Il ne s'agit nullement de la rupture d'une caverne dans un segment pleural quelconque, ayant pour conséquence la formation d'un pneumothorax sec ou avec épanchement. Nous envisageons le malade porteur depuis un temps variable d'un pneumothorax dans lequel s'ouvre une caverne voisine.

Nous pensons bien avoir observé cinq fois cet accident, qui par conséquent ne serait pas aussi rare qu'on pourrait le supposer. Il est en effet fort admissible qu'un pneumothorax développé au voisinage d'un foyer cavitaire, comme il est fréquent de le voir dans les régions médiastino-scissurales, a des chances de favoriser la rupture de ce foyer cavitaire dont la paroi, déjà fixée au hile par des adhérences, se trouve en plus tiraillée par le reste du poumon fuyant devant l'épanchement gazeux, et d'autant plus malmené, secoué à tout moment par les quintes de toux.

Nous n'avons d'ailleurs aucune autopsie pour faire la preuve anatomo-pathologique de cette perforation, mais, en dehors de cette cause supposée, nous ne voyons pas trop à quoi l'on pourrait attribuer l'accident clinique dont nous parlons et dont voici le schéma habituel.

Un malade fait un pneumothorax de la région médiastino-interlobaire, auquel il s'accoutume plus ou moins bien ; la fièvre tombe ou à peu près ; il se lève, porte convenablement sa poche gazeuse pendant des semaines ou des mois. Sans cause connue, avec ou sans point douloureux, la fièvre reparaît subitement, plutôt violente et, en quelques heures, la succussion apparaît dans le pneumothorax, si celui-ci avait toujours été sec, ou bien elle devient considérable, si jusque-là elle était restée insignifiante. L'incident est tellement rapide qu'on ne peut guère songer à autre chose qu'à l'ouverture d'une caverne dans la poche gazeuse.

Il existe bien une cause d'erreur que voici. Un malade fait une perforation ; il s'accoutume à son pneumothorax avec ou sans liquide ; la fièvre tombe; il se lève et reprend sa vie extérieure. Cela peut durer des mois. Un beau jour, sans cause connue, la fièvre reprend subitement et, quelques jours après, parfois après un délai très court, une vomique survient, suivie de beaucoup d'autres en général. Mais, si la fièvre subite, si l'augmentation de la succussion offrent une apparence de similitude entre ce dernier incident et le précédent, la succession des phénomènes est bien plus lente et la terminaison par vomique suffit pour différencier les deux faits cliniques.

La symptomatique peut se borner à l'apparition de la succussion dans le pneumothorax. Mais d'autres fois, fièvre subite, succussion sont accompagnées d'un bruit spécial, bruit de soufflerie à timbre plus ou moins amphorique, qui donne l'impression du passage d'un gaz d'une cavité dans une autre à travers un orifice rétréci, passage se faisant avec ou sans pression. On l'entend à l'auscultation; le malade peut l'entendre lui-même et il peut être perceptible à une certaine distance du lit, à plusieurs mètres même.

Ce sont là des curiosités cliniques, si l'on veut, mais il n'en serait pas moins intéressant de rechercher à l'autopsie, dans des cas semblables, quelle est la lésion pleuro-pulmonaire à laquelle on peut attribuer la production de ces phénomènes de soufflerie si particuliers.

On peut aussi se demander si l'ouverture d'une caverne tuberculeuse dans une loge pneumothoracique voisine n'est pas capable de donner lieu au phénomène clinique si curieux et si rare que Variot a dénommé le *glouglou pleural.*

VI. — RADIOSCOPIE ET RADIOGRAPHIE DES CAVERNES.

Dans l'immense majorité des cas, la caverne pulmonaire est déterminée par nos moyens ordinaires d'examen de la poitrine, et la radioscopie comme la radiographie n'interviennent que comme supplément d'information, lorsque le médecin espère qu'elles lui fourniront certaines précisions de siège et de calibre qu'il n'obtient pas par son examen courant. C'est qu'en effet, si l'on s'entoure de toutes les précautions voulues, si l'on *fouille* par nos méthodes d'examen clinique toutes les régions des deux poumons, *si surtout on ne néglige pas de contrôler les expectorations*, on doit, à de bien rares exceptions près, trouver la caverne, s'il en existe.

Il est bon d'ailleurs d'être familiarisé avec les images passagères de l'écran ou fixes de la radiographie fournies par l'état caverneux du poumon.

Avec les perfectionnements actuels de la radiologie, il est de notion classique qu'une caverne de calibre notable, du volume d'une petite noix par exemple, et vide de son contenu, apparaît sur l'écran comme une tache claire ou relativement claire au milieu du parenchyme qui l'entoure ; cette tache claire, plus ou moins arrondie ou irrégulière, est assez souvent limitée, encerclée, par une sorte de couronne quelque peu plus opaque par rapport au champ qui l'entoure. C'est le cas des cavernes déjà anciennes qui sont incluses dans une coque pas trop épaisse, mais assez opaque pour intercepter en partie les rayons ; c'est aussi le fait de cavités plus jeunes à gangue périphérique encore infiltrée, mais peu épaisse néanmoins, car sans cela cette coque sombre empêcherait l'illumination et l'écran pourrait ne plus donner qu'un bloc d'ombre ou à peu près, ce qui arrive trop souvent dans les pleuro-pneumonies nécrosantes pourtant déjà percées d'un trou notable à leur centre.

Dans certains cas très nettement différenciés anatomiquement comme cavités uniloculaires et multiloculaires ou aréolaires, comme on les appelle souvent, on peut voir sur l'écran ces dernières apparaître sous forme d'une agglomération de taches plus claires que le reste du champ ; mais, en dehors des cas extrêmes dans les deux espèces, très favorables par conséquent à semblable constatation, il faut admettre qu'en général l'écran comme l'épreuve radiographique n'apportent qu'un élément tout secondaire d'appréciation.

Il va sans dire que toutes ces images relatives

aux cavernes sont d'autant plus nettes que le parenchyme environnant est moins altéré. On ne saurait trop répéter que nombre de ces cavités, situées au milieu d'un parenchyme très infiltré, ne sont pas ou ne sont guère perceptibles sous les rayons, parce que les taches claires qui devraient les signaler sont assombries par l'opacité de ces parties infiltrées, tandis que par l'auscultation ces cavernes-là ne sauraient échapper à l'oreille de l'observateur.

Et inversement, par compensation, dans un poumon tuberculeux en voie de guérison, quand le parenchyme a récupéré une belle perméabilité, la radiographie ou simplement l'écran peut mettre à jour une caverne située en profondeur, que l'auscultation n'a pu découvrir parce que ses bruits cavitaires ne sont pas transmis à l'oreille.

Dans un article récent (*Presse méd.*, 7 mars 1918) les Drs Mantoux et Maingot décrivent une image radioscopique et radiographique nouvelle de certains ramollissements cavitaires. A côté de la bulle claire entourée plus ou moins nettement de sa coque obscure qui représente radioscopiquement la caverne classique, ils ont reproduit des aspects radioscopiques en *mic de pain* et en *nid d'abeille*, peut-être deux degrés différents de la même lésion. Certaines autopsies ont confirmé le rapport existant entre ces images et des ramollissements dits aréolaires.

La radioscopie et la radiographie pourraient vraiment être utiles pour celui qui voudrait contrôler de façon méthodique et minutieuse les données de l'auscultation dans le but d'établir les rapports existants entre le calibre des cavernes et les bruits dits caverneux. Une étude approfondie de ce genre arriverait à combler pas mal de lacunes encore constatées dans l'histoire de ces lésions.

VII. — LA FIÈVRE CAVERNEUSE.

On décrit assez souvent la fièvre hectique comme faisant partie de la symptomatique des cavernes pulmonaires, ou bien on l'appelle fièvre de la période caverneuse, ulcérative, ce qui paraît plus exact, mais on la dénomme aussi fièvre caverneuse.

Tout le monde d'ailleurs est parfaitement d'accord sur ce point, que nombre de caverneux n'ont aucun état fébrile permanent, ce qui porte à penser de suite que la fièvre susdite ne doit pas tenir à la caverne tuberculeuse elle-même, mais à une complication de cette caverne, et ce côté de la question mérite qu'on s'y arrête quelque peu.

Il y a en effet quantité de tuberculeux cavitaires qui n'ont point de fièvre. Faut-il en conclure que l'essence même d'une caverne pulmonaire bien formée est d'être apyrétique? Pour se faire une opinion à ce sujet, rien ne vaut, croyons-nous, que de suivre l'évolution la plus ordinaire de la caverne pulmonaire, en laissant de côté, bien entendu, les ramollissements cavitaires qui font partie intégrante d'une phtisie aiguë, fébrile, soit à nodules disséminés ou confluents çà et là, soit à blocs caséeux ; car ici c'est la tuberculose aiguë ou suraiguë qui commande la fièvre que l'on peut appeler du nom que l'on voudra.

Dans les pneumonies nécrosantes marquant la tendance à guérison, tant que se fait l'élimination des parties nécrosées au centre du foyer embolique, l'état fébrile persiste à un taux quelconque, de façon continue ou avec des rémissions relatives, mais suivant une courbe thermique dont l'axe descend graduellement vers l'apyrexie au moins matinale, moment qui est atteint lorsque tout le nettoyage nécrotique est effectué et que la résultante de ce travail,c'est-à-dire l'excavation pulmonaire, semble devoir entrer en période de réparation ; l'apyrexie nycthémérale arrive même souvent, et,la caverne n'étant pas douteuse, il faut bien admettre que nombre decavernes tuberculeusesd'origine pneumonique peuvent rester sans donner lieu à fièvre, non seulement pas hectique, mais même quelconque. Et cela peut durer des mois, même des années, suivant la résistance organique du sujet, que l'on interprète comme on voudra cette résistance.

Il y a des individus, tantôt d'apparence favorable, tantôt de médiocre apparence, qui conservent pour ainsi dire indéfiniment une caverne d'un calibre donné, à expectoration à peu près fixe, sans réaction fébrile la plus légère, même après exercice. Cela dure tant que, avec ou sans hygiène bien évidemment appropriée, ces individus gardent leur résistance, c'est-à-dire leur immunité contre le Koch d'une part et contre une foule d'autres parasites, qui cependant ne demandent qu'à entrer en scène dans leur état de soi-disant phtisiques au troisième degré.

A côté de ces cas extrêmes, nullement exceptionnels d'ailleurs, il y a la bonne moyenne des tuberculeux cavitaires qui bénéficient de longues périodes d'apyrexie séparées par des crises d'activité fébrile d'intensité et de durée variables.

La seule cause de cette fièvre caverneuse passagère qui tienne essentiellement à la caverne elle-même, c'est, peut-on croire, le travail d'élimination de parcelles quelconques nécrosées de sa paroi. C'est alors cliniquement ce que nous avons tant de fois décrit sous le nom de crise de suppuration éliminatrice, ou crise de nettoyage.

Ici les microbes dits de suppuration entrent en jeu pour provoquer ou favoriser l'élimination des parties nécrosées, nous ne savons trop de quelle façon, mais c'est en tout cas de façon très passagère. Et, après un processus local de défense d'abord et de réparation ensuite, processus congestif et pyrétique, le calme revient avec l'apyrexie antérieure, et la caverne reprend son repos habituel.

Toutes les autres causes de mise en activité de ces cavernes apyrétiques, froides, si l'on peut dire, semblent être extérieures à ces cavernes mêmes. Nous en connaissons déjà, telles que les processus congestifs ou inflammatoires de voisinage ; les évolutions bacillaires dans le parenchyme environnant plus ou moins infiltré de tubercules ; les encombrements de surmenage ; les fluxions pulmonaires menstruelles ; les infections aiguës passagères venant presque toujours des voies respiratoires supérieures, comme dans les rhumes ; les infections aiguës ou subaiguës des associations microbiennes, lorsque celles-ci s'implantent dans la caverne pour un temps ou pour toujours.

S'il en est ainsi, et nous le croyons fort, sous quelle influence une caverne d'âge variable, apyrétique depuis longtemps, bien supportée jusque-là, n'ayant pour symptômes apparents que la toux et l'expectoration cavitaires, devient-elle fébrile en dehors de toute extension de son processus ulcéreux lui-même ?

Est-ce le bacille de Koch qui, jusque-là parasite à froid, véritable saprophyte caverneux, redevient tout à coup actif, vraisemblablement parce que le sujet voit faiblir sa résistance organique, son état de défense ? Rien ne s'y oppose en principe.

Mais, cliniquement parlant, il n'est guère dans les allures du Koch de faire des accès fébriles à vastes oscillations. Dans les attaques tuberculeuses subaiguës, aiguës même, comme dans les pneumonies, les oscillations nycthémérales ne se font guère sur plus d'un degré, 37°-38°, 37°,5-38°,5, 38°-39°, en moyenne. De par la clinique il nous semble qu'il en est ainsi tant que le processus reste purement bacillaire, et l'accès fébrile est vraiment alors vespéral.

Dans la fièvre hectique des caverneux, au contraire, que voyons-nous en général? Des écarts formidables de 2° à 3°, et même plus, entre la température maxima et la minima, par exemple, 36°,8-38°,8, 36°,8-39°,5, 36°,5-40°, 36°-39°,5, ces chutes formidables s'accompagnant de sueurs abondantes, colliquatives, et parfois d'un peu de collapsus.

Puis trop souvent ces rémissions matinales ne sont que de très courte durée, la température remontant avec rapidité dans la matinée, au lieu de s'annoncer seulement l'après-midi, comme dans l'accès de fièvre bacillaire le plus légitimement admis.

Et encore ne voit-on pas nombre de caverneux débuter dans leur phase fébrile dite cavitaire par le fameux et néfaste accès de dix heures, de onze heures du matin, avec ses frissons insupportables, sa dépression physique et nerveuse qui durent une ou deux heures et empêchent le malade de prendre toute nourriture? S'il est un accès fébrile qui ressemble bien à la fièvre d'infection, c'est vraisemblablement celui-là.

Et nous sommes fortement disposé à croire que la fièvre hectique des cavitaires est due bien plus à des associations microbiennes qu'au bacille tuberculeux lui-même. Mais, lorsque chez un caverneux l'apparition et la persistance de cette fièvre d'association ont apporté dans l'organisme du patient un tel trouble de toutes les fonctions que la déchéance en est survenue à un certain degré, lorsque l'examen des poumons démontre que non seulement la caverne suppure davantage, mais encore que sa gangue d'infiltration périphérique s'accroît de jour en jour, il est tout naturel de penser que secondairement le Koch lui aussi s'est mis de la partie pour produire cet état fébrile incohérent, sans nom, qui caractérise trop souvent la dernière phase de la phtisie cavitaire.

DEUXIÈME PARTIE

SYMPTOMES CAVERNEUX ET CAVERNES

Si ces symptômes étaient, sinon tous, au moins les principaux, toujours présents quand on a lieu de supposer l'existence d'une caverne tuberculeuse du poumon, le diagnostic n'en serait guère compliqué. Mais ici, comme toujours, à côté dela règle, il y a les exceptions. Ces exceptions ou anomalies, ces bizarreries, si l'on veut, se rangent entre les deux termes suivants :

1° Il y a des symptômes caverneux sans cavernes ;

2° Il y a des cavernes sans symptômes caverneux.

En se plaçant au point de vue de l'examen physique du thorax, bien entendu, car le symptôme *expectoration caverneuse* fait bien rarement totalement défaut.

Ce sont là d'ailleurs choses connues et décrites depuis bien longtemps, aussi bien chez les enfants que chez les adultes. Mais ces faits n'ont pas donné lieu, croyons-nous, à une étude d'ensemble que comporte certainement leur intérêt, étude qui devrait embrasser toutes les affections thoraciques ou juxta-thoraciques, inflammations pulmonaires, pleurales, épanchements, tumeurs, que les médecins ont vues donner lieu au faux cavernisme.

Pour nous, nous envisagerons seulement les faits relatifs à la tuberculose pulmonaire, et le sujet est déjà assez vaste.

Nous parlerons d'abord des *bruits caverneux sans cavernes*, puis des *cavernes à symptômes caverneux.*

I. — BRUITS CAVERNEUX SANS CAVERNES.

A. — Les râles caverneux dans les congestions pleuro-pulmonaires des tuberculeux.

Le fait n'est pas très rare. En voici un cas typique. Un enfant de treize ans, robuste, mais très surmené, présente au sommet gauche une petite agglomération tuberculeuse avec quelques petits ganglions sus-claviculaires. Après une fatigue, fièvre subite le soir, 38°,5, léger point de côté sous l'omoplate gauche ; dès le lendemain, quelques frottements sur le trajet scissural en descendant vers l'aisselle, puis matité relative, vibrations exagérées; souffle léger et, sous l'omoplate, râles à timbre franchement caverneux. Mêmes symptômes pendant six jours. La fièvre baisse, les râles disparaissent, et il ne reste que quelques froissements et de la submatité sur la ligne scissurale ; température normale le treizième jour ; convalescence au lit par prudence. Mais le dix-septième jour, l'enfant s'ennuyant au lit, se lève, joue dans la chambre sans se couvrir, se recouche ayant froid. Le soir, 37°,5 ; le lendemain, les symptômes du début réapparaissent, y compris le râle caverneux. Cela dure quatre jours, après quoi tout rentre graduellement dans l'ordre. De cette crise de vingt et un jours il ne reste bientôt aucune trace. Pendant tout ce temps, la lésion du sommet est restée à peu près muette, et à aucun moment il n'y a eu besoin apparent d'expectoration.

D'où venait ce râle caverneux entendu pendant ces deux crises dans ce poumon qu'on pouvait regarder comme sain quelques jours avant? C'est évidemment un râle vulgaire dont le timbre a été transformé et renforcé par un appareil de résonance que constituait le territoire pleuro-pulmonaire congestionné et interposé entre le foyer producteur de ce râle et l'oreille du médecin. Et ce râle lui-même pouvait se produire en profondeur vers le hile bronchique à la faveur de quelque ganglion, ou bien encore pouvait être le principal bruit d'une embolie bronchique tuberculeuse située quelque part sous la marge scissurale.

Cette observation est un type du genre, mais le fait n'est pas très rare. Il reste seulement à savoir pourquoi il n'est pas plus constant dans des circonstances en apparence semblables.

Nous l'avons d'ailleurs plusieurs fois observé chez des tuberculeux actifs des sommets qui faisaient une petite embolie sous-pleurale, de celles que nous avons décrites sous le nom de *points de côté fébriles* ;

pendant les quelques jours que dure l'affection, le moindre râle sous-jacent à la plaque pleuro-pulmonaire congestive peut prendre le timbre caverneux.

Voici un autre cas de râles caverneux accompagnant une congestion prémenstruelle intense du lobe supérieur chez une malade portant quelques nodules tuberculeux disséminés dans la fosse sus-épineuse gauche. A l'une des époques, la date passée de quatre jours, au milieu des souffrances habituelles de ces retards, le thermomètre s'élève, un point de côté apparaît avec toux, dyspnée, congestion de presque tout le lobe supérieur, rapidement 40°. Pendant trois jours, grande fièvre 39°,2-39°,8, crachats mousseux, parfois un peu sanglants, mais non pneumococciques ; matité, souffle, râles caverneux intenses au-dessus de la scissure et bronchophonie caverneuse haute et basse. Le quatrième jour, les règles viennent ; grand soulagement, la fièvre tombe le matin, remonte très peu le soir ; les lésions congestives du poumon s'évanouissent littéralement ; les bruits caverneux ont disparu. Pendant cette crise, la lésion du sommet n'a pas manifesté en apparence, et d'ailleurs il était facile de constater que les râles n'avaient aucun rapport d'origine avec cette lésion.

Cet exemple suffirait à lui seul pour montrer que la condensation congestive d'un segment pleuro-pulmonaire peut suffire pour transformer en râles caverneux les râles pulmonaires les plus vulgaires.

Le même fait est d'ailleurs d'observation assez

fréquente chez les tuberculeuses à la période menstruelle, soit que les règles viennent mal, ou très en retard, soit qu'elles ne viennent pas du tout, remplacées qu'elles sont par une crise fébrile à localisation pulmonaire comme presque toujours, constituant ainsi une période menstruelle fruste qui se reconnaît assez facilement quand le médecin a l'esprit éveillé sur ce sujet. Avec un appareil fébrile quelconque, un point douloureux se montre en dehors de la lésion connue, sur l'autre poumon aussi souvent ; un souffle apparaît avec des craquements, râles et des frottements parfois, et pendant plusieurs jours tout ce foyer nouveau retentit à l'auscultation avec un timbre caverneux remarquable. Si les règles arrivent, le foyer paraît s'éteindre et s'évanouir en quarante-huit heures ; si les règles ne viennent pas, l'affection pleuro-pulmonaire traîne en longueur pendant quelques jours avant de disparaître.

Cela peut ne se produire qu'une fois pendant la maladie de telle ou telle tuberculeuse. Mais il est des jeunes filles et des femmes qui, pendant plusieurs mois, à l'occasion de leurs périodes menstruelles frustes, au milieu d'un complexus fébrile plus ou moins inquiétant en apparence, font des efflorescences bacillaires d'allure pleuro-pneumonique, qui pendant quelques jours pourraient donner l'idée d'un processus cavitaire évoluant d'une façon suraiguë. Et avec des équivalents menstruels quelconques, saignements de nez, hémorroïdes, diarrhée séreuse intense, tout cela s'évanouit ainsi que la fièvre en quelques jours, laissant à peine quelques froissements pleuro-pulmonaires passagers, en attendant la crise du mois suivant, si une nouvelle efflorescence doit avoir lieu en un point quelconque de la poitrine.

Ces faits sont intéressants à connaître pour mettre le médecin à l'abri d'une grosse erreur de diagnostic et surtout de pronostic, ce dernier point étant encore le plus important vis-à-vis de la malade et de son entourage.

B. — Symptômes caverneux passagers au niveau des lésions tuberculeuses banales.

Très fréquemment observés, ils se montrent à l'occasion d'un processus congestif, inflammatoire quelconque, et disparaissent avec lui.

Voici un jeune homme d'apparence robuste porteur d'une infiltration un peu scléreuse des sommets, avec une pleurite assez bruyante s'étendant de la clavicule gauche au mamelon. A l'ordinaire, apyrexie parfaite, pas le moindre signe cavitaire, expectoration un peu crémeuse des plus bénignes. Après une fatigue et refroidissement probable, rhume supérieur un peu fébrile qui, en vingt-quatre heures, descend sur la poitrine, avec douleur spontanée et à la pression entre la clavicule et le sein gauche, où apparaissent souffle, bronchophonie haute et basse, pectoriloquie, et râles humides franchement caverneux à gargouillement porcelainé, expectoration nummulaire de gros rhume. Après un septénaire la fièvre tombe, tous les accidents locaux disparaissent, faisant place aux froissements et râles vulgaires de l'état antérieur.

Autre fait. Un garçon robuste, asthmatique héréditaire, porte aux deux sommets de la tuberculose disséminée, plutôt sèche, maxima du côté gauche. Apyrexie, expectoration médiocre de boulettes muco-purulentes. Pas de souffle notable, aucun signe cavitaire. Survient un rhume avec un peu de fièvre. Le sommet gauche, pris au maximum, devient soufflant, donne de la bronchophonie claire, haute et basse, avec des râles franchement caverneux, gargouillants; expectoration abondante de crachats nummulaires. Cet état dure huit jours, la fièvre tombe, et tous les signes cavitaires disparaissent.

Quelques semaines plus tard, nouveau rhume, mais avec une répercussion sur les deux sommets qui donnent en même temps les mêmes bruits caverneux.

Ces phénomènes passagers s'observent fréquemment chez les femmes tuberculeuses pendant les crises menstruelles. L'exemple est de tous les jours. Une femme porte une tuberculose banale des sommets, avec quelques nodules suppurés à expectoration muco-purulente ordinaire, sans aucun signe cavitaire. Avant ou pendant les règles, le sommet devient soufflant, s'emplit de râles cavitaires, gargouille sur un timbre porcelainé, fait de la friture, de la pectoriloquie ; l'expectoration est énorme. Tout disparaît en général avec la fin des règles.

Chez une foule de malades du même genre, un surmenage, un coup de soleil, la répercussion d'une rhino-pharyngite, d'une angine, d'une grippe, peuvent provoquer l'apparition passagère des signes cavitaires. Nous avons à maintes reprises insisté sur ce sujet.

C. — Bruits cavitaires entretenus par le surmenage dans les lésions tuberculeuses banales.

Lorsque, au lieu d'être passagers comme précédemment, les états congestifs sont permanents, comme on le voit dans l'état de surmenage des tuberculeux vivant d'une façon plus ou moins active, ces symptômes caverneux surajoutés, au lieu d'être fugaces, deviennent eux aussi permanents. Et c'est là, sans contredit, la plus grande cause d'erreur dans le diagnostic et le pronostic qu'on peut porter sur un phtisique ambulant qu'on voit pour la première fois. Et nombre de tuberculeux passent pour caverneux qui ne le sont point ; et quand ils ont la chance d'être soumis à la cure hygiénique, ils se débarrassent en quinze jours de leurs symptômes cavitaires et peuvent guérir en quelques mois leurs soi-disant cavernes, au besoin déclarées multiples, à la grande admiration de leur entourage et d'eux-mêmes. Il y a quelque vingt ans que nous avons décrit ces états de surmenage et d'encombrement chez les phtisiques. C'est l'histoire de tous les jours.

Voici une jeune femme qui porte depuis des années des lésions disséminées dans ses sommets, bénignes à gauche, plus sévères à droite, où quelques nodules sont en suppuration. Des incidents aigus ont produit une pleurésie sèche sur la base droite, avec une pleurite membraneuse, sur la scissure, de sorte que le poumon semble enveloppé. Depuis longtemps cette malade ne se repose point, est en surmenage constant. Elle présente ainsi un encombrement apparent de tout le poumon, mais principalement en avant sous la clavicule il y a une matité énorme, un souffle caverneux intense, des craquements caverneux, des râles gargouillants, de la pectoriloquie franche. Expectoration abondante de crachats arrondis, lourds, plongeant dans l'eau ; température 37°,8 matin, 38°,5 soir.

Après dix jours de cure hygiénique, les bruits caverneux ont disparu. Il ne reste sous la clavicule que des râles quelconques et de la bronchophonie sourde. Les crachats sont réduits à cinq ou six dans la matinée, ils sont exceptionnels dans la journée et la nuit ; la fièvre est à peu près tombée.

Autre fait. Un jeune homme traîne depuis un an une tuberculose du sommet droit qu'il malmène de son mieux, toujours en surmenage, toussant beaucoup, crachant de même, fébrile vespéral avec sueurs nocturnes. Survient une hémoptysie plutôt importante, le malade se décide à se soigner ; il nous arrive avec le diagnostic de caverne du sommet droit. On lui trouve en effet une vaste infiltration du lobe supérieur et surtout en avant sous la clavicule, un souffle caverneux intense avec gargouillement, craquements porcelainés, pertoriloquie haute et basse ; nombreux crachats nummulaires.

Amélioration très rapide par le repos ; la fièvre tombe ; dix jours plus tard, plus de bruits à timbre caverneux. Sous la clavicule il ne reste qu'une matité relative, de la respiration rude, quelques râles humides ; cinq ou six crachats muco-purulents dans la matinée, et quelques traînées crémeuses dans la journée.

Il est inutile de multiplier ces exemples.

D. — Les bruits caverneux précoces dans les pneumonies tuberculeuses nécrosantes.

S'il est un appareil de résonance bien fait pour amplifier, transformer et transmettre au loin les bruits broncho-pulmonaires sous-jacents, c'est bien le bloc de l'infarctus qui constitue la pneumonie tuberculeuse. Nous avons, dans un autre travail, insisté sur le désaccord qui existe presque toujours entre les phénomènes d'auscultation de ces foyers pneumoniques et le taux de leur expectoration. Qu'un râle se produise en profondeur, il est aussitôt amplifié et transformé en râle à timbre cavitaire ; que la moindre désagrégation de tissu se produise au centre du foyer pneumonique, le craquement sec ou humide qui en résulte devient de suite un râle caverneux à timbre extraordinaire ; et dès qu'il y a élimination d'une parcelle morte à ce centre, le trou insignifiant qui en résulte devient de même une caverne véritable.

Aussi est-il sage, en présence d'une pneumonie nécrosante récente, de ne pas se laisser prendre aux premières impressions de l'auscultation. Il faut étudier tous les bruits, les coordonner, leur comparer le taux et la nature de l'expectoration, avant de déclarer qu'il y a là un ramollissement cavitaire vrai, si l'on ne veut pas être exposé à des mécomptes.

Il y a des pleuro-pneumonies nécrosantes qui, au bout de huit jours, en pleine phase de formation, donnent déjà des phénomènes cavitaires et au besoin amphoro-métalliques ; et si l'on consulte l'expectoration, en s'entourant des précautions nécessaires, on voit que le malade rend à peine quelques parcelles concrètes de crachats amygdaliens, ou plus simplement encore quelques mucosités vulgaires dont il faut souvent chercher la source dans les lésions primitives des sommets.

E. — Bruits caverneux permanents entretenus par l'état de surmenage dans les pneumonies tuberculeuses nécrosantes.

De même que nous avons vu les lésions de ramollissement vulgaire prendre le timbre caverneux par suite du surmenage permanent, et le conserver tant que dure ce surmenage, de même les pleuro-pneumonies nécrosantes peuvent, sous la même influence, transformer leurs symptômes ordinaires en symptômes cavitaires les plus accentués, et reprendre leurs bruits habituels quand elles sont mises au repos.

Voici le cas le plus simple. Un jeune homme robuste, un peu buveur, fait à vingt-cinq ans une attaque tuberculeuse banale de son sommet gauche surtout. A trente-deux ans, attaque pneumonique sérieuse de l'angle scissuro-vertébral supérieur du même côté. Après quelques jours de repos forcé, il reprend, malgré sa fièvre, une vie relativement active. Nous le voyons six semaines plus tard en plein surmenage. Il présente tout son lobe supérieur gauche induré, infiltré, soufflant, craquant, râlant sur timbre caverneux amphorique, avec pectoriloquie, aussi bien en avant qu'en arrière ; mais le centre vrai des bruits cavitaires, avec gargouillement, amphoro-métallisme, pectoriloquie haute et basse, est à la racine scissurale en arrière ; il en part une bande scissurale chantante descendant vers la ligne axillaire, accompagnée de frottements pleurétiques. Comme expectoration, soixante-dix à quatre-vingts crachats petits nummulaires par vingt-quatre heures.

En douze jours de cure de repos, la fièvre de 37°,8-38°,8 tombe à 36°,7-37°,2 ; tous les bruits cavitaires et amphoriques ont disparu ; le lobe supérieur résonne, respire partout, sans souffle, avec quelques craquements vulgaires tout en haut. A la base du lobe en arrière, le foyer scissural donne du râle humide, un souffle léger, des froissements qui diffusent sur l'écharpe scissurale ; les crachats sont réduits à douze, quinze par vingt-quatre heures. Un mois plus tard, cette pneumonie nécrosante entrait en période de réparation manifeste. Actuellement la guérison est complète et les bruits caverneux, amphoriques, n'ont jamais reparu.

Autre exemple. Un jeune homme robuste, très surmené de toutes les façons, nous arrive avec une pneumonie nécrosante dans chaque lobe supérieur, à maximum croisé, comme souvent il arrive. Celle de gauche, plus antérieure, date de six mois ; elle sort sous l'angle sterno-claviculaire, avec tous les grands signes cavitaires, amphorisme, gargouillement, bruit de marécage, pectoriloquie, pot fêlé. Celle de droite date de quelques semaines seulement ; son centre de bruits est au-dessus de la racine scissuro-vertébrale, avec souffle caverneux, craquements xyloïdiens et xylophoniques, râles cavernuleux, bronchophonie claire haute et basse. Expectoration de crachats nummulaires, amygdaliens, bursiformes, mucopurulents simples très abondants jour et nuit.

En quelques jours de cure d'air et de repos, la fièvre tombe, l'expectoration diminue des deux tiers ; les petits bruits caverneux de la pneumonie droite ont disparu, ne laissant que des craquements xyloïdiens, du souffle, des râles humides et de la bronchophonie tout à fait vulgaires ; les grands bruits cavitaires de gauche sont remplacés par du souffle tubaire, des râles humides volumineux, sans gargouillement, sans timbre amphorique, et par de la bronchophonie encore un peu chevrotante ; le pot fêlé n'a plus reparu. Ce malade a d'ailleurs totalement guéri ses deux pneumonies nécrosantes.

Nous pourrions citer nombre de ces pleuro-pneumonies, à ramollissement central, qui, après avoir donné la triade cavitaire, sont retournées, par la cure de repos, à l'état de foyers de suppuration tout à fait vulgaire.

F. — Bruits caverneux passagers dans les pneumonies tuberculeuses nécrosantes.

Tout comme les lésions à ramollissement banal, les pneumonies tuberculeuses nécrosantes sans signes vraiment cavitaires peuvent, sous l'influence de causes diverses, chaud et froid, surmenage quelconque, coup de chaleur, rhume, grippe, congestion menstruelle, crise d'élimination nécrotique, donner des bruits cavitaires passagers qui disparaissent avec la guérison de ces incidents pathologiques.

Le foyer pneumonique, qui était bien au repos depuis un temps variable, apyrétique ou peu fébrile, souvent en voie manifeste de réparation, fournissant un minimum d'expectoration, ne donnant à l'auscultation qu'un souffle pneumonique léger, des râles humides très limités à son centre, du froissement pleuro-pulmonaire sur toute sa surface, change en quelques heures tous ses caractères. Avec la fièvre il devient douloureux spontanément, donne souvent un point de côté, s'entoure d'une atmosphère d'encombrement, souffle en caverne, craque, gargouille, tout cela sur un timbre amphorique ou amphoro-métallique, et ces bruits grands cavitaires sont, au besoin, transportés à distance par la condensation congestive des lobes pulmonaires et par les lames pleurétiques infiltrées qui partent du foyer.

Et, quand l'incident pathologique causal cesse d'agir, tout cet orage, souvent très effrayant et toujours déconcertant, disparaît, les bruits revenant en quelques jours à leur timbre habituel de repos.

La plupart du temps il n'en résulte pas grand mal pour l'état du foyer pneumonique ; mais il peut en être tout autrement et des dégâts s'ensuivre, s'il s'est agi d'une crise d'élimination nécrotique à son centre, car c'est ainsi que s'agrandissent les ramollissements.

G. — Bruits caverneux dans les pleurésies enkystées de la grande plèvre chez les tuberculeux.

Maintes fois on a signalé des pleurésies enkystées à bruits cavitaires. Il ne faut pas s'en étonner, car une poche liquide, séreuse ou purulente, souvent de forme aplatie, à parois pleurétiques épaisses, constitue un appareil de résonance capable de renforcer et de modifier les bruits qui se passent à son voisinage immédiat.

H. — Bruits caverneux dans les pseudo-épanchements de la grande plèvre chez les tuberculeux.

A côté des pleurésies enkystées se placent les pleurites membraneuses infiltrées de sérosité qui recouvrent les foyers de pleuro-pneumonie nécrosante, et que nous avons décrits sous le nom de pseudo-épanchements de la grande plèvre. On les observe encore assez fréquemment dans les régions scapulaire, deltoïdienne, périmammaire. Il y a là une sorte de gâteau pleuro-pneumonique, surtout pleurétique, qui transforme en bruits cavitaires les craquements ou râles sous-jacents, qu'ils soient produits au contact seulement du foyer pneumonique, ou qu'ils aient leur source dans ce foyer même.

I. — Bruits caverneux dans les épanchements interlobaires chez les tuberculeux.

Dans les épanchements séreux de l'interlobe, il n'est pas rare d'observer des bruits caverneux. C'est en effet une sorte de pleurésie enkystée en contact avec la paroi thoracique par la marge scissurale adhérente et généralement très épaissie. De plus, cette interlobite séreuse est bien souvent un accident compliquant un foyer tuberculeux pneumonique juxta-scissural, lequel donne naissance aux râles qui sont transmis à l'oreille sur un timbre caverneux plus ou moins accentué.

J. — Bruits caverneux d'origine œsophagienne. Pseudo-cavernisme œsophagien.

Nous avons décrit ce phénomène intéressant il y a longtemps déjà. Pour le bien mettre au clair, nous en citerons deux ou trois exemples.

Il y a vingt ans, nous appelions en consultation un de nos maîtres les plus réputés de la clinique médicale près d'une jeune femme guérie depuis plus de six mois d'une pneumonie nécrosante cavitaire du sommet droit en arrière et en dedans. Elle venait d'être prise pendant l'époque menstruelle d'accidents abdominaux fort inquiétants. Mis au courant des antécédents, le docteur ausculta la malade et tout aussitôt nous dit à l'oreille : « Mais il y a là une caverne tuberculeuse ! » Il n'y avait point de caverne, mais tout simplement une plaque cicatricielle de pleuro-pneumonie située sur le segment vertébral du lobe supérieur droit. Et depuis sa guérison cette malade présentait le phénomène clinique suivant.

Pendant qu'on auscultait son sommet droit, on entendait à certains moments un bruit caverneux très caractérisé, amphorique, qui disparaissait d'ailleurs comme il était survenu ; il se produisait spontanément, mais on pouvait le provoquer presque à coup sûr, en priant la malade de déglutir sa salive.

Cette jeune femme guérit fort bien de sa crise abdominale, et la guérison de sa caverne pulmonaire ne s'est jamais démentie.

Autre fait. On nous adressait un jeune homme avec le diagnostic suivant : infiltration du sommet droit avec caverne juxta-rachidienne du lobe supérieur. Cette caverne avait été affirmée en outre par l'examen de deux médecins à juste titre renommés.

A la première auscultation, nous trouvâmes quelques signes d'infiltration bénigne des deux sommets. En outre, dans l'angle vertébro-scissural du lobe supérieur droit, on constatait un point sensible à la pression du doigt, une légère matité, une respiration un peu soufflante avec petite bronchophonie, mais sans râles ni craquements. En avant dans l'angle sterno-claviculaire, on percevait en profondeur quelques crépitations bien limitées, sans sensibilité au doigt.

A deux reprises pendant l'examen, nous entendîmes de façon la plus nette un bruit amphoro-métallique, en arrière au niveau du foyer supposé. Il nous fut facile de provoquer à nouveau ce bruit caverneux en demandant au malade de déglutir sa salive.

Le repos fut ordonné. Le lendemain les mêmes signes persistaient encore ; le troisième jour, tout cela était très atténué ; le quatrième jour, le bruit caverneux avait disparu, sans qu'on pût le faire réapparaître. Pendant une semaine encore on trouva des traces de sensibilité au doigt, de matité et de bronchophonie, puis tout disparut en arrière comme en avant. Depuis longtemps ce malade jouit d'une santé parfaite.

Ici l'interprétation ne change pas quant à la lésion pulmonaire. Le bruit amphorique était bien dû à l'œsophage, mais il faut admettre que ce bruit était amplifié et transmis à l'oreille par un bloc de pleuro-pneumonie logé dans l'angle scissural, sur la face interne du lobe supérieur, perceptible en avant et en arrière comme la plupart des pleuro-pneumonies médiastines. L'attaque aiguë subie par le malade quelques semaines auparavant avait traduit la formation de cet infarctus tuberculeux. Mais le bloc qui en était résulté avait avorté au lieu de faire de la nécrose. Néanmoins, tant qu'il avait existé, il avait emprunté à l'œsophage son bruit caverneux amphorique. Dès que le malade fut mis au grand repos, le désencombrement du foyer fut rapide et tout disparut.

Encore un fait. Une jeune femme a été soignée par nous il y a huit ans pour une petite caverne tuberculeuse située tout en haut de la face interne du lobe supérieur gauche. Tant qu'a duré le foyer, il a présenté un bruit amphoro-métallique remarquable, peu en rapport en apparence avec le volume restreint de la cavité suppurante. Mais, après cicatrisation, on a toujours entendu à ce niveau, de façon intermittente, le bruit caverneux amphorique œsophagien.

Après sept ans de guérison parfaite, cette jeune femme fut prise d'une affection névropathique mal définie, au cours de laquelle on soupçonna une rechute pulmonaire, et l'on découvrit alors ce cavernisme amphorique spécial qui sembla confirmer l'hypothèse. La malade vint nous voir, et nous n'eûmes pas de peine à établir qu'il s'agissait simplement de l'ancien phénomène œsophagien qui persistait depuis sept ans, grâce à la cicatrice épaisse appliquée le long de la colonne cervicale.

Ces exemples suffisent à caractériser le pseudo-cavernisme d'origine œsophagienne et à montrer qu'il prête à facile erreur. Il ne s'agit plus là d'une curiosité clinique rare, car depuis vingt ans nous l'observons très fréquemment dans des conditions fort variables. Il vaut donc la peine d'être connu, même dans sa pathogénie.

A l'état normal, certains individus présentent de façon inconsciente des contractions péristaltiques de l'œsophage qui se traduisent à l'auscultation par un bruit hydroaérique variable, tantôt comme un clapet sec ou humide, souvent comme un bruissement métallique, parfois comme un râle plus ou moins musical. Très variables dans leur intensité, leur timbre, leur durée, ces bruits sont quelquefois multiples et rapidement successifs, comme un chapelet de crépitations sonores. Et chez pas mal de sujets grands nerveux, à tendance au méricysme gazeux, ces bruits à l'auscultation peuvent être d'une intensité remarquable, d'autant plus que souvent chez eux les bulles d'air dégluti, en arrivant au cardia, semblent éclater comme dans une amphore, à tel point que, dans certains cas, on croirait ausculter un pneumothoracique.

Mais, en plus de ces bruits spontanés, le bruit œsophagien peut être provoqué si, pendant qu'on l'ausculte, le malade déglutit sa salive, acte que l'on peut faire répéter plusieurs fois de suite, mais non indéfiniment.

Partant de ces données, que se passe-t-il chez les tuberculeux? Il est admissible que le bruit œsophagien se trouve amplifié, exagéré par toutes les lésions denses, massives, siégeant sur la région qu'on peut appeler la face interne du poumon, face ou bord qui est plus ou moins au contact de l'œsophage. Et les lésions pleuro-pneumoniques sont évidemment les plus aptes à remplir ce rôle. Il n'est pas nécessaire que le foyer morbide soit très volumineux, il suffit qu'il soit bien placé. Et naturellement l'exagération du bruit œsophagien sera plus marquée encore si le foyer, par suite de surmenage ou de congestion inflammatoire, est entouré d'une gangue d'infiltration qui s'étend jusqu'à la surface sous-costale du poumon. C'est pourquoi, chez certains tuberculeux passant de la vie active à la cure de repos, on observe souvent, avec une grande ampleur, le bruit œsophagien pendant les premiers jours de cette cure, tandis qu'on le voit disparaître rapidement dès que le repos a fait résorber la zone d'encombrement de la lésion.

Il en résulte qu'un foyer tuberculeux dense, non caverneux par lui-même, peut emprunter à l'œsophage un cavernisme passager ou durable, et que le bruit œsophagien peut exagérer considérablement le caractère caverneux d'un foyer déjà cavitaire.

Vu la fréquence et l'importance de ce phénomène clinique, il faut, si possible, se mettre à l'abri d'une erreur de diagnostic jusqu'à un certain point préjudiciable, parce qu'elle entraîne un pronostic erroné quant au malade, et non moins souvent une note de mauvais aloi pour la réputation du médecin.

En principe, les bruits caverneux dus à une lésion ulcéreuse sont isochrones à l'acte respiratoire, et le bruit œsophagien, quel qu'il soit, est indépendant de cet acte. C'est là presque toujours la base du diagnostic, et elle est suffisante en général pour se mettre à l'abri d'une fausse interprétation. Par conséquent, lorsqu'on a des doutes sur la légitimité de bruits caverneux entendus au niveau d'un foyer tuberculeux juxta-vertébral, il faut avant tout suspendre l'acte respiratoire. Si, pendant l'apnée complète, le bruit caverneux persiste, rare ou fréquent, sur un rythme quelconque, c'est qu'il s'agit d'un bruit d'emprunt.

Il est d'ailleurs facile en général, pendant l'acte respiratoire, de constater que le bruit œsophagien n'a rien d'isochrone avec cet acte, malgré certaines apparences possibles, et au surplus, lorsqu'il cesse spontanément, on peut le ramener en disant au malade de déglutir sa salive. Et ces mêmes procédés d'investigation serviront à distinguer, dans le bruit caverneux entendu, la part qui revient au cavernisme d'emprunt et la part qui revient au cavernisme du foyer lui-même. Car ce dernier conserve une intensité toujours la même pour un même mode respiratoire, tandis que cette intensité s'accroît quand le bruit œsophagien entre en jeu pour renforcer le précédent.

II. — CAVERNES AVEC SYMPTOMES CAVERNEUX.

Il y a des cavernes qui ne cessent pas d'avoir des bruits caverneux, à moins qu'elles ne guérissent ; il en est qui cessent de les avoir et qui les retrouvent par périodes alternantes ; il en est qui n'ont que l'expectoration caverneuse pour tout symptôme ; il en est qui ont par trop de bruits caverneux, car ces bruits transportés à distance dans certaines conditions peuvent faire croire à l'existence de plusieurs cavernes qui n'existent point. Toutes bizarreries fort intéressantes pour le clinicien et qui valent d'être mentionnées avec quelques détails.

A. — Vraies cavernes n'ayant pour symptômes que le souffle amphorique voilé et l'expectoration caverneuse.

Nous en résumerons un cas typique et fort remarquable, au milieu de pas mal d'autres. Un grand jeune homme se soigne depuis dix-huit mois pour tuberculose fébrile, 37°,8-39°,5 ; grosse expectoration, soixante, quatre-vingts nummulaires, dont une grande partie fait purée dans le crachoir. Il présente à droite une infiltration du lobe supérieur à bruits vulgaires ; à gauche, en avant et en arrière, au milieu d'une gangue d'infiltration, grands signes cavitaires, souffle caverneux, très amphorique tout au sommet et en dedans, gargouillement amphoro-métallique, pectoriloquie haute et basse, pot fêlé dans l'angle sterno-claviculaire.

Amélioration graduelle, fièvre tombe en trois mois à 36°,8-37°,5 ; nettoyage remarquable du poumon ; après six mois, le sommet droit est à peu près muet ; à gauche, il y a partout, comme à droite, de la sonorité et du murmure respiratoire seulement un peu rude, sans râles notables, sans souffle caverneux à la respiration, avec quelques crépitations et froissements vulgaires, et bronchophonie très légère ; à la toux, on peut découvrir, pas constamment d'ailleurs, sur un point très limité, soit en avant dans l'angle sterno-claviculaire, soit en arrière vers la troisième côte, une note amphorique très pure, très douce, lointaine, voilée, qu'on ne songerait guère à chercher si l'on n'avait la notion de l'expectoration encore abondante, composée de vingt-cinq à trente nummulaires crémeux, légers, ne plongeant guère dans l'eau.

Il reste donc sur la face interne du lobe supérieur, en profondeur, séparée de l'oreille par du tissu pulmonaire redevenu perméable, une caverne en régression, mais assez volumineuse encore pour donner par elle-même le souffle amphorique. Nous pourrions donner l'histoire de deux autres cas semblables, où nous avons suivi la régression des lésions.

Mais, dans d'autres circonstances, la situation est différente. Un malade se présente portant, dans un lobe supérieur, de l'infiltration, du souffle vulgaire, des râles banaux, de la bronchophonie plus ou moins sourde ; pas un seul signe cavitaire. Mais il y a une expectoration composée de quarante, cinquante, soixante nummulaires semblables, qui, après quelques jours de repos, ne se réduit pas de moitié, par exemple. Il y a donc un trou sérieux dans ce lobe infiltré. On cherche partout, on fait tousser sur diverses modalités, et l'on finit par découvrir en haut et en arrière surtout, quelquefois plus bas en avant dans l'angle sterno-claviculaire, une note amphorique, douce, lointaine. A mesure que le nettoyage se fait dans le lobe supérieur, cet amphorisme devient de plus en plus lointain. Mais il suffit pour démontrer, avec la notion de l'expectoration persistante, qu'il y a là une caverne notable, puisque amphorique. Il va sans dire qu'on aura éliminé toute ingérence de pseudo-cavernisme œsophagien.

Dans les cas de ce genre, si l'on ne connaissait pas l'expectoration franchement caverneuse, on passerait bénévolement à côté de la caverne sans la soupçonner. Et cela explique nombre d'erreurs de diagnostic extemporané, arrivant presque fatalement dans le cabinet du médecin, qui, n'ayant pas notion de la masse et de la nature des crachats rendus, peut porter un pronostic relativement bénin sur un cas ordinairement grave, puisqu'il s'agit d'une caverne vraie.

B. — Vraies cavernes n'ayant avec l'expectoration que des signes vulgaires d'auscultation.

Plus fréquentes que les précédentes sont les cavernes qui, au milieu de phénomènes locaux absolument vulgaires, ne sont dénoncées que par l'expectoration qu'elles fournissent. Leur foyer est éloigné de la paroi thoracique, de façon générale. Elles ont pour siège de prédilection le centre du lobe supérieur, la face médiastine de ce même lobe, plus rarement la profondeur du lobe inférieur ou sa face interne ; nous en avons vu dans le lobe moyen à droite. Ce n'est pas tant leur profondeur en plein parenchyme qui les caractérise que leur éloignement de la plèvre sous-costale ou interlobaire.

Au milieu des symptômes ordinaires d'une tuberculose quelconque, on peut trouver à leur niveau de la matité relative, de la respiration plus rude, des râles, craquements secs ou humides, une bronchophonie sourde, mais tout cela absolument sans timbre caverneux. Et, malgré que l'expectoration impose la notion de cavité vraie, les signes physiques ne peuvent que faire soupçonner l'axe de projection de ce foyer cavitaire. Et dans pas mal de cas, quand la cure hygiénique bien suivie a nettoyé et fait presque disparaître les autres bruits de voisinage, quand l'expectoration, bien que diminuée, reste encore cavitaire par sa masse et sa nature, il arrive que le siège en profondeur de la caverne ne se dénonce que par un bruit respiratoire lointain, granuleux, ne méritant même pas le nom de râle.

Mais il ne faut pas oublier que, par suite d'un incident quelconque, congestion banale, rhume, crise de nettoyage, époque menstruelle, le siège de la caverne peut devenir plus net, par suite des bruits transitoires produits par cet incident, que les bruits restent absolument vulgaires, ou qu'ils revêtent un caractère plus ou moins caverneux. C'est là ce que nous avons appelé le phénomène de *reviviscence* des bruits de foyer, dont nous trouverons constamment l'application ultérieure.

C. — Vraies cavernes n'ayant que l'expectoration pour symptôme caverneux.

Encore plus intéressantes que les précédentes, mais plus rares, ce sont les *cavernes muettes*.

a. On peut les observer à cet état au premier examen qu'on fait d'un malade. Les commémoratifs mettent le médecin sur la piste d'un foyer suppurant ; l'expectoration, s'il peut s'en rendre compte, lui en confirme l'existence, mais, quant à l'examen local, il est souvent forcé de s'en rapporter à l'affirmation du malade, que son mal principal a été à tel endroit de la poitrine ; il pourra, en outre, constater sur le point indiqué une sensibilité spéciale à la pression soutenue du doigt, et encore ce signe n'est-il pas toujours formel ; il pourra trouver une notion de submatité par rapport aux régions voisines, une nuance sans grand caractère du murmure respiratoire, en somme pas grand'chose, s'il ne cherche pas avec l'idée préconçue qu'il y a là, à une profondeur quelconque, une cavité suppurante.

b. On peut les voir devenir muettes quand on a suivi leur évolution. C'est assez souvent le cas dans les pneumonies tuberculeuses nécrosantes que nous avons appelées centrales (par rapport aux lobes du poumon), que l'on a vues en formation dans leur énorme gangue congestive, puis en travail de désagrégation, puis à bruits cavitaires fixes, permanents; puis en voie de réparation, s'éloignant peu à peu de l'oreille, à mesure que la respiration de plus en plus normale se superpose à leurs bruits propres; puis enfin s'éteignant tout à fait, bien que l'expectoration démontrât que le foyer cavitaire était toujours là en profondeur.

Ici comme toujours, sous l'influence des causes déjà énumérées, les signes cavitaires ou tout au moins les râles un peu gras, sinon gargouillants, peuvent reparaître passagèrement.

Entre autres faits, nous citerons le cas rare d'un jeune homme qui portait au centre de chaque lobe inférieur une caverne pneumonique devenue muette. A l'état ordinaire, *état de repos* des foyers, on trouvait pour tous signes une nuance de matité, une respiration moins pure, moins moelleuse, troublée par quelques petits froissements et une sensibilité profonde à la pression du doigt ; l'expectoration caverneuse de nombreux nummulaires répondait bien à la notion des deux trous, dans le parenchyme pulmonaire.

Sous l'action d'un incident, congestion, rhume, surmenage passager, petite crise d'élimination, le tableau changeait en quelques heures. On trouvait une plaque de matité, des vibrations exagérées, du souffle sec, brutal, des râles humides, gargouillants, de la pectoriloquie, et l'expectoration doublait ou triplait de volume. C'est que l'ancienne zone inflammatoire péricaverneuse s'était congestionnée à nouveau et avait, comme tissu bon conducteur des sons, ramené sous l'oreille en les renforçant les bruits des foyers. La crise finie, ceux-ci redevenaient muets ou à peu près en quelques jours, et l'expectoration reprenait son taux habituel.

Ces faits curieux de reviviscence des bruits caverneux expliquent suffisamment les divergences du diagnostic et du pronostic portés sur tel ou tel malade par deux médecins l'examinant à huit ou quinze jours d'intervalle.

D. — Bruits caverneux et cavernes sans expectoration.

Existe-t-il des cavernes sans expectoration caverneuse? La réponse n'est pas univoque, comme on va le voir.

1° Il y a d'abord tous les kystes d'origine tuberculeuse évidente que, depuis Laennec et Cruveilhier, nombre d'auteurs ont trouvés aux autopsies dans différentes régions des poumons, mais surtout dans les lobes supérieurs; chez les tuberculeux, kystes véritables bien fermés, uniques ou multiples chez le même sujet, composés d'une coque fibreuse quelquefois fibro-calcaire, remplis d'un liquide séreux, d'une masse purulente demi-liquide, d'un magma caséeux et assez souvent crétacé. Ces kystes sont généralement plongés dans de vieilles altérations fibreuses ou fibro-caséeuses des sommets, dont les bruits propres doivent englober les bruits qu'on pourrait leur attribuer sur le vivant, s'ils étaient capables d'en avoir par eux-mêmes.

Leur importance clinique semble donc nulle. Ce sont de fréquentes trouvailles d'autopsie qui ne peuvent servir qu'à une chose, démontrer que la tuberculose des sommets, et d'ailleurs même avec des lésions graves, peut guérir par sclérose et enkystement parfait de foyers ramollis. Car on peut penser que nombre de ces kystes représentent des cavernes pulmonaires modifiées.

2° Ensuite il y a la catégorie des *cavernes* dites *desséchées*. Les kystes précédents n'ont pas d'expectoration, bien entendu, mais nous ne savons guère si les cavernes, dites desséchées, en ont. Il s'agit en général de faits comme celui que Jaccoud rapporta dans son *Traitement de la phtisie*; on trouve à l'autopsie une caverne à parois fibreuses, à surface interne lisse, séro-muqueuse, ne donnant plus de sécrétions. Mais, en général, lorsqu'on veut mettre en rapport la lésion d'autopsie et les symptômes fonctionnels et physiques de cette lésion pendant la vie, il est impossible ou presque de s'en faire une idée. Il nous semble que ce n'est pas de ce côté qu'il faut chercher pour démontrer l'existence des cavernes sans expectorations.

3° Trop souvent les faits cliniques de cette dernière catégorie concernent des malades cavitaires qui déglutissent leurs crachats et qui, au besoin, ne toussent jamais, ou si peu que cela peut passer inaperçu, sinon pour le médecin. Les jeunes filles et les femmes surtout acquièrent un talent tout spécial dans ce genre d'exercice, tantôt volontairement, tantôt de façon inconsciente ou à peu près.

Fréquemment nous voyons des phtisiques cavitaires qui, avec une toux plutôt rare, n'expectorent jamais. Nous en observons journellement qui passent pour porter une tuberculose *fermée*. La plupart du temps il suffit de leur démontrer que leur bronchite ou leur catarrhe doit les faire cracher pour qu'en vingt-quatre heures leur tuberculose *fermée* devienne tuberculose *ouverte*.

4° A côté de ces faits d'observation courante, il faut parler de la *tuberculose en vase clos* de Follet (de Rennes) (1). Son élève G. Petit fit sa thèse sur le même sujet (2). Burnand (de Leysin) en reparle dans la *Revue médicale de la Suisse romande*, en juin 1911. Il soumet à une critique serrée les faits de Follet et de Petit, apporte lui-même quelques

(1) *Bulletin médical*, mars 1904.
(2) *Tuberculoses cavitaires fermées*, Paris, 1905.

observations qu'il épluche non moins sévèrement et conclut en disant que, tout en admettant qu'il puisse y avoir de la *tuberculose en vase clos*, aucune autopsie avant l'ouverture du foyer n'est venue en démontrer péremptoirement l'existence.

Voici, en résumé, le thème du Dr Follet. On observe certaines lésions tuberculeuses du poumon, à localisation variable, qui, pendant un certain temps, longtemps parfois, présentent les signes caverneux les plus francs, sans jamais donner trace d'expectoration, et sont compatibles avec une santé générale plutôt satisfaisante ; puis, un beau jour, des malaises surviennent, la fièvre s'allume, l'expectoration parait, assez souvent avec du sang, et le malade devient en peu de temps un phtisique cavitaire sérieux.

Et l'on pense, d'après cela, qu'il s'agirait d'un tubercule massif primitivement développé en dehors d'une bronche, refoulant tout à sa périphérie à mesure qu'il grossit, s'isolant du reste du poumon par une coque de protection, se ramollissant à son centre suffisamment pour produire un certain râle humide, gargouillant, et à la rigueur résorbant ses produits de sécrétion cavitaire. Un beau jour, une fissure se produit dans l'édifice, le ramollissement caséo-purulent se fait presque en bloc, la communication s'établit avec une bronche proche et la tuberculose close devient tuberculose ouverte.

Disons tout d'abord que, depuis trente ans que nous suivons à peu près exclusivement des tuberculeux, nous n'avons jamais vu un cas reproduisant franchement ou même d'un peu près le schéma qui précède, ce qui d'ailleurs n'aurait rien d'extravagant, vu la rareté des tuberculoses en vase clos. Mais nous avons vu des faits qui s'en rapprochent quelque peu.

En premier lieu il y a, et nous en avons des exemples remarquables, des cavités à bruits caverneux francs qui donnent une *expectoration plus que restreinte*, par exemple un crachat apparent tous les jours, sous forme de bloc purulent concret que le malade, quand il est soigneux, expulse en général le matin au réveil, sans tousser ou avec une secousse de toux avortée. En voici un cas que nous avions récemment encore en observation.

Un jeune homme, il y a dix mois, fait un gros rhume (?), tousse et crache plus ou moins pendant sept semaines ; un jour, en chemin de fer, il est pris d'un point de côté à gauche, vers l'extrémité de la sixième côte ; fièvre, 38°,5 pendant quelques jours, crachats plus abondants ; après quinze jours de repos, tout se calme, mais la fièvre persiste le soir, et une hémoptysie se produit. Traitement et repos de trois mois, se trouve mieux, mais ne crache plus du tout, à ce qu'il dit ; une nouvelle crise fébrile se produit avec expectoration abondante qui cesse rapidement, et la santé redevient bonne en apparence.

Il vient au sanatorium. Un peu maigri, mais bien musclé, en apyrexie parfaite, il dit ne tousser ni cracher depuis longtemps, malgré tout le soin qu'il met à s'étudier et sachant fort bien de quoi il s'agit, puisqu'il a expectoré antérieurement. Il dort d'un trait toutes ses nuits.

Le moindre examen de la poitrine fait diagnostiquer une lésion caverneuse franche, avec souffle cavitaire, râle cavitaire, bruits à timbre parfois amphorique et donnant ses bruits au maximum dans l'angle sterno-claviculaire, avec prolongement dans la direction du mamelon, tandis qu'en arrière il n'y a que des bruits vulgaires, froissements, craquements légers et frottements dans la direction de l'écharpe scissurale.

Mis en observation très sévère, avec recommandation de ne pas laisser échapper une expectoration, le malade nous donne à peu près chaque matin une traînée purulente, crachat nummulaire crémeux, tantôt plongeant comme de la manne en larme, tantôt s'étalant sur l'eau.

Ce crachat vient du poumon, de par tous ses caractères, de par la façon dont il est expulsé, de par l'examen microscopique, et de plus il vient sans doute de la caverne, car, après une semaine de grand repos, les bruits aberrants ont disparu dans le poumon, et il ne reste plus que les bruits propres au foyer cavitaire.

Il s'agit en somme d'une attaque de pneumonie tuberculeuse juxta-scissurale, qui, après des épisodes variés, se vide et fait caverne, laquelle persiste avec signes cavitaires et *semble* ne donner aucune expectoration ; mais, en réalité, c'est une caverne à expectoration très restreinte. On peut supposer qu'il s'agit d'un foyer pneumonique excavé en voie de cicatrisation, et l'histoire de ce malade vient à l'appui de la supposition, car, depuis de longs mois, nous ne l'avons pas perdu de vue, et il est incontestable qu'il est en train de guérir sa lésion. Quant à savoir pourquoi il y a des cavernes qui ne sécrètent pour ainsi dire pas, c'est une autre affaire. Dans ces dernières années nous avons vu trois cas de ce genre, toujours concernant des foyers d'origine pneumonique, et nous avouons n'en avoir pas trouvé l'explication.

Il est évident que semblables faits pourraient revendiquer place parmi les tuberculoses en vase clos, si, les étudiant moins à fond, on en laissait passer inaperçue l'expectoration si restreinte. Mais nous ne croyons pas que ce soit là la circonstance la plus ordinaire.

A l'époque où Follet décrivait sa *tuberculose en vase clos*, l'histoire des pneumonies tuberculeuses nécrosantes n'était pas à jour. Et il nous semble que c'est là qu'il faut chercher l'explication de la plupart des cas englobés sous ce vocable original. De son côté, Burnand paraît assez partisan de cette supposition.

Lorsqu'une pneumonie nécrosante, véritable infarctus, s'implante et évolue dans un territoire pulmonaire, elle provoque un acte de défense qui donne lieu à une zone inflammatoire dont la fin régulière devrait être la sclérose d'enveloppement et d'isolement. Suivant l'intensité de la nécrose du tissu, le foyer peut soit avorter pour ainsi dire, soit guérir rapidement par enkystement précoce, soit se creuser par élimination du tissu nécrosé, et cette élimination en bloc ou par crises successives peut former caverne véritable.

Mais on peut supposer qu'un infarctus de ce genre, ayant provoqué une réaction inflammatoire énorme avec demi-organisation précoce de cette gangue périphérique, se ramollisse en très petit à son centre, que le processus de nécrose s'arrête et par suite aussi celui d'élimination, et qu'en somme, après un temps quelconque, la lésion se réduise à un trou minime s'ouvrant dans une bronche, trou entouré d'un bloc fibro-caséeux demi-organisé déjà, et ne demandant qu'à s'organiser davantage jusqu'à guérison fibreuse, cicatricielle de l'infarctus. On peut supposer encore que ce trou, cette caverne une fois l'élimination achevée des premières nécroses, ne travaille plus, n'a plus d'activité appréciable et même ne sécrète plus, sinon de façon généralement ignorée.

Que se passe-t-il alors? Ce que nous avons maintes fois exposé en parlant des pneumonies nécrosantes. La cavernule centrale produit des bruits plus ou moins cavitaires, craquements, râles plutôt secs ou plutôt humides, respiration soufflante, bronchophonie variable haute et basse ; mais ces bruits, quels que soient leur intensité et leur timbre d'origine, sont renforcés, décuplés par la coque demi-scléreuse environnante, qui, faisant l'office de caisse résonnante, leur donne un timbre nouveau, et l'oreille y perçoit un souffle plus ou moins cavitaire, des craquements xyloïdiens et xylophoniques, des râles plus ou moins gargouillants, de la broncho-phonie caverneuse, etc. De là à conclure à l'existence d'une caverne notable, il n'y a qu'un pas, tandis qu'il peut s'agir, en réalité, d'un bloc fibro-caséeux demi-organisé, s'organisant tous les jours, au centre duquel il n'y a qu'une petite cavité presque sèche ou à peine sécrétante et dont le produit passe facilement inaperçu.

Et si vraiment ce bloc s'organise de plus en plus vers la guérison, cela peut durer des mois et des mois. Ce serait là la première phase (la seconde en réalité) de la tuberculose en vase clos, pendant laquelle le malade ne crache point du tout (?), peut ne tousser que fort peu, et, apyrétique ou sub-fébrile, est capable de conserver une santé plus ou moins parfaite en apparence.

Mais supposons qu'un beau jour, dans cet édifice composé d'un bloc fibro-caséeux déjà résistant, contenant tous les produits de l'infection tuberculeuse et de la réaction inflammatoire du poumon, cellules embryonnaires, leucocytes dans toutes leurs dégénérescences, cellules macrophages et cellules géantes, parois bronchiques et vasculaires vitrifiées, fibres élastiques, tout cela imprégné de corps bacillaires cadavériques ou non ; dans cet édifice fibro-caséeux bien protégé jusque-là contre les influences de voisinage; supposons que, sous l'action d'une infection quelconque, répercussion de rhino-pharyngite, grippe ou autre microbisme, une fissure se fasse dans le bloc, qu'un agent de la suppuration déclenche le ramollissement de son fibro-caséum, et rapidement, avec ou sans état général quelconque, la fièvre s'allume, l'élimination s'établit avec expectoration cavitaire, souvent avec hémoptysie, et le vase clos est ouvert.

C'est identiquement ce qui se passe dans toutes les crises de suppuration éliminatrice, qu'elles concernent des infarctus pneumoniques, des nodules tuberculeux vulgaires ou des concrétions calcaires enkystées depuis un temps quelconque. Un beau jour la coque fibreuse qui enfermait aseptiquement (?) le calcul se laisse fissurer et pénétrer par les agents de la suppuration, et le travail s'établit pour faire livrer passage à ce caillou dans une bronche proche.

Tout cela, en somme, est fort simple et rentre dans les processus de défense du poumon journellement observés. Et il nous semble que cela peut, jusqu'à plus ample informé, servir à interpréter la thèse de Follet dans bon nombre de cas.

Mais ce n'est pas là le fond du litige. Cette thèse de la tuberculose en vase clos repose tout entière sur ce fait en apparence au moins étrange, d'une cavité intrapulmonaire parfaitement enkystée et close de toutes parts, *sans communication avec une bronche*, et qui donne les signes caverneux. Or toute tumeur solide, liquide ou gazeuse bien close, logée dans le parenchyme pulmonaire, doit être muette par elle-même. Tout ce qu'elle peut faire, c'est de transmettre à l'oreille du médecin, en les exagérant, en les amplifiant, en altérant leur timbre de façon ou d'autre, les bruits produits par un appareil bruyant par lui-même, une bronche, par exemple, sur lequel cette tumeur serait appliquée. Mais, pour devenir bruyante elle-même, il lui faut la communication avec l'arbre aérien, c'est-à-dire l'aide d'une soufflerie.

Cette notion seule pourrait impliquer que la tuberculose en vase clos, telle qu'elle a été décrite, n'existe pas et que, dans les cas en apparence les plus adéquats à cette description, si les symptômes cavitaires énoncés ont été relevés, c'est qu'il y avait communication du vase clos avec la soufflerie bronchique. Et cela reviendrait à rapprocher les faits du vase clos de ceux que nous venons de préciser sous le nom de trous ou cavités *intrapulmonaires à expectoration très restreinte.*

Il vaut mieux ne pas trancher la question et laisser le champ libre aux investigations ultérieures méthodiquement poursuivies sur le vivant et aux autopsies. Mais, pour terminer ce chapitre, nous ne pouvons nous empêcher de faire constater combien sont disparates les observations apportées à l'appui de la légitimité du vase clos. On y trouve quelques faits proches du type clinique décrit par Follet, mais aussi combien d'autres cas de lésions vulgaires pulmonaires et pleuro-pulmonaires, sans aucun caractère cavitaire, et que depuis longtemps on range dans les tuberculoses dites fermées, jusqu'à ce qu'on apprenne au malade à ne pas laisser passer ses crachats dans l'estomac.

E. — Disparition et réapparition des grands bruits caverneux dans les vraies cavernes.

De même que, sous l'action de causes diverses, on voit les bruits caverneux apparaître pour un temps variable dans pas mal de lésions tout à fait vulgaires en apparence et disparaître quand l'influence de ces causes est épuisée, de même on voit disparaître pour un certain temps les grands bruits cavitaires dans les cavernes vraies, et de même on les voit reparaître sous l'action de causes semblables.

Voici une jeune fille qui porte depuis plus d'un an une caverne dite sous-claviculaire, mais en réalité logée dans le segment antérieur du lobe supérieur gauche, à hauteur de l'angle scissuro-médiastinal de ce lobe. A l'état de surmenage, il y a là tous les grands signes amphoriques de la grosse cavité, avec gargouillement, bruit de marécage, pot fêlé ; il y a encombrement de tout le lobe supérieur, avec large écharpe scissurale vibrante et chantante à la voix ; expectoration énorme, toux incessante exaspérée par le simple toucher sous la clavicule, fièvre vespérale.

La cure de repos bien dirigée, un régime alimentaire bien ordonné amènent la chute de la fièvre, le nettoyage remarquable du poumon. Trois semaines après, la caverne semble s'enfoncer derrière l'angle sterno-claviculaire, le pot fêlé a disparu ; plus d'amphorisme même à la toux ; en arrière le lobe supérieur s'est éclairci, plus de bande scissurale chantante ; expectoration encore très caverneuse, mais diminuée de moitié.

Tous les symptômes persistants démontrent suffisamment la présence de la caverne, mais débarrassée de son grand appareil. La situation s'améliore graduellement, les crachats toujours gros nummulaires, mais isolés, se réduisent à vingt ou vingt-cinq par nycthémère ; l'essoufflement diminue, les nuits sont excellentes, l'apyrexie est parfaite, etc... C'est le *repos* complet de la lésion.

Dans cet état survient un incident. Sans cause connue, la fièvre éclate ; c'est une crise de suppuration éliminatrice ; point de côté sur l'écharpe scissurale vers la ligne axillaire, sensibilité spontanée et à la pression sous la clavicule ; la bande scissurale souffle et chuchote ; le lobe supérieur en arrière prend une respiration lourde, bruyante ; en trente-six heures tous les grands signes cavitaires amphoriques ont reparu, de même que le pot fêlé ; l'expectoration s'accroît avec des crachats qui s'agglomèrent, en un mot tout le grand appareil caverneux s'est rétabli. Cela dure dix jours et rapidement disparaît. La lésion s'est remise au repos.

Une autre fois, c'est un voyage d'une quinzaine de jours; la malade revient en pleine activité de son foyer avec tous les mêmes symptômes que précédemment. Le repos remet les choses rapidement en ordre.

Une autre fois, c'est une crise menstruelle un peu plus sévère qu'à l'habitude; les règles sont en retard, la fièvre paraît, le poumon gauche se congestionne, et aussitôt reviennent en plus ou moins tous les grands signes cavitaires. Les règles se montrant, tout rentre dans l'ordre en deux ou trois jours.

Chez d'autres malades, les mêmes incidents sont ramenés par un rhume, une grippe, un coup de chaleur, un surmenage quelconque.

Ces alternatives de *repos* et d'*activité* des cavernes sont fort intéressantes. Elles se montrent plus rarement ou plus fréquemment chez tel ou tel sujet. Quand un malade est en état de résistance suffisante pour lutter contre la déchéance tuberculeuse, quand il doit, après un temps quelquefois très long, guérir sa caverne, ce ne sont pas ces incidents qui l'en empêchent. Nous avons vu guérir des caverneux à localisation variable qui avaient subi dix et douze fois des assauts de ce genre.

La femme caverneuse n'échappe guère à la répercussion de la crise menstruelle sur son foyer. Mais, à mesure que la fonction utéro-ovarienne se rétablit en toute régularité, l'incident pulmonaire s'atténue chaque mois et devient nul ou à peu près à la fin.

F. — Renforcement des bruits caverneux et leur transmission en général. Bruits caverneux autochtones et aberrants.

L'histoire de toutes ces bizarreries, depuis la caverne ne se manifestant plus que par un léger souffle amphorique voilé, jusqu'aux bruits cavitaires apparaissant passagèrement au niveau de lésions d'apparence vulgaire et dénuées de tout caractère caverneux, met une fois de plus en évidence cette notion que le tissu pulmonaire induré de façon aiguë ou chronique constitue un appareil remarquable de renforcement et de transmission des sons, tandis qu'à l'état sain ou relativement sain ce tissu pulmonaire est un très mauvais conducteur.

Il est en effet remarquable de voir combien est restreinte la sphère de résonance des lésions vraiment parenchymateuses dont les bruits semblent mourir sur place. C'est l'observation de tous les jours dans les pneumonies franches.

Et même pour des lésions tuberculeuses graves, que de fois on découvre en avant, sous la clavicule, des symptômes cavitaires intenses dont rien en arrière ne faisait soupçonner l'existence !

Mais cette faculté de renforcer et transmettre les bruits cavitaires, le poumon induré la partage avec les membranes pleurétiques épaissies, qu'elles soient sèches ou humides, mais surtout dans ce dernier cas.

Partout où, en connexion avec un foyer de bruits, il y a infiltration, condensation pleuro-pulmonaire, il faut s'attendre, d'une part, à l'exagération très notable de ces bruits et, d'autre part, à leur transmission plus ou moins lointaine. Et, s'il s'agit d'un malade en crise de surmenage ou en crise fébrile accidentelle, il faut en général s'attendre à voir en peu de temps disparaître ces phénomènes surajoutés dès que la cure de repos ou la guérison de l'incident fébrile aura désencombré le bloc pleuro-pulmonaire. C'est en partant de ce fait capital que l'on peut prétendre à interpréter sainement les phénomènes d'auscultation dans les grandes lésions tuberculeuses du poumon.

Il est de tous les jours de constater que, chez un malade surmené, les bruits caverneux sont aussi intenses en arrière qu'en avant, au niveau d'un ramollissement cavitaire qui cependant est situé en avant du lobe supérieur avec maximum des bruits caverneux à la hauteur de la clavicule.

Il est très ordinaire d'entendre par devant, en bordure du sternum, vers le deuxième espace ou le troisième cartilage costal, tous les bruits cavitaires d'un foyer pneumonique ramolli qui occupe le hile pulmonaire en arrière, et cela grâce à la lame de pleurite médiastinique qui accompagne en général l'évolution des foyers de cette catégorie.

Il est commun d'entendre sur toute la région sous-claviculaire jusqu'au mamelon les bruits caverneux d'une pneumonie nécrosante logée à la face médiastine du lobe supérieur, aussi bien à droite qu'à gauche, mais plus souvent à gauche, et cela grâce à une pleurite membraneuse partie du médiastin et qui est venue recouvrir la face antérieure de ce lobe.

Dans certaines pneumonies nécrosantes de l'angle scissuro-vertébral du lobe inférieur, on constatera les bruits cavitaires sur toute la surface de ce lobe en arrière et en tournant vers la ligne axillaire. C'est que ces foyers-là donnent de préférence une expansion pleurétique qui tend à recouvrir le lobe inférieur.

C'est au contraire dans les pneumonies nécrosantes logées dans l'angle scissuro-vertébral du lobe supérieur qu'on observe, au maximum, l'écharpe pleurétique scissurale transportant plus ou moins loin vers la ligne axillaire les bruits du foyer ramolli.

Mais la bande ou écharpe scissurale de transmission des signes caverneux se voit avec son maximum de fréquence dans les pneumonies nécrosantes appliquées par leur base sur la lame pleurale interlobaire. Dans ces cas-là, cette lame, après soudure des deux feuillets, est épaissie, infiltrée de sérosité dans une grande partie de son étendue, et transmet en les amplifiant les bruits du foyer à toute la marge scissurale. C'est pourquoi, dans certaines pneumonies profondes de la région antérieure du poumon, mais appliquées en réalité sur l'interlobe, les grands signes cavitaires sont bien souvent entendus fortement en arrière sur le trajet de l'écharpe scissurale.

Un cas tout particulier est celui du lobe moyen

à droite. On voit de temps en temps la pneumonie nécrosante logée dans l'angle juxta-vertébral de ce lobe, un peu en dehors et en bas du hile pulmonaire. La pleurite membraneuse concomitante peut s'étendre sur le lobe inférieur en arrière, mais le plus souvent elle recouvre principalement le lobe moyen en avant et en dehors ; et par suite c'est dans cette zone, c'est-à-dire en avant sur la marge de la scissure horizontale et au-dessous d'elle, que se perçoivent les bruits cavitaires ; enfin presque toujours ces mêmes bruits sont perçus très intenses à l'extrémité sternale de la scissure horizontale.

Nous avons, il y a longtemps, donné le nom d'*autochtones* aux bruits perçus au niveau même du foyer et le nom d'*aberrants* aux bruits transportés au loin.

Pour légitimer cette distinction, il est à noter que bien souvent, selon l'état du bloc pleuro-pulmonaire conducteur des sons, les bruits aberrants sont transmis sur un timbre bien différent de celui des bruits autochtones; ils sont en général plus clairs, plus vibrants.

Aussi arrive-t-il souvent qu'à l'auscultation d'un poumon atteint de pleuro-pneumonie juxta-scissurale, on a l'impression qu'il existe deux cavernes. Par exemple, chez un malade en surmenage qui porte une pneumonie nécrosante logée dans l'angle scissuro-vertébral du lobe supérieur, en arrière, on trouve d'abord les signes cavitaires de ce foyer sur un timbre caverneux, mais on trouve aussi en avant sous la clavicule, grâce à la condensation de ce lobe, des signes cavitaires à timbre tout différent, comme s'ils appartenaient à une autre caverne. Et lorsque la cure hygiénique a fait disparaître ce cavernisme aberrant, on peut le voir reparaître si un autre incident morbide survient qui congestionne à nouveau le lobe supérieur.

Il arrive même, dans certaines grosses lésions juxta-scissurales, alors que la période inflammatoire du début a produit des pleurites membraneuses recouvrant le lobe inférieur en arrière, en même temps qu'une congestion intense et globale du lobe supérieur, il arrive qu'on ait à l'auscultation l'illusion très trompeuse de trois foyers caverneux, l'un autochtone à la hauteur de la racine scissurale, et deux aberrants, le premier en plein dans le lobe inférieur, le second en avant dans le lobe supérieur et tous les trois naturellement sur des timbres dissemblables. Et la légitimité de notre interprétation, c'est-à-dire de la notion qu'il n'y a qu'une caverne et non trois, est démontrée en général peu après, quand la cure hygiénique a fait son œuvre, quand le désencombrement de tout l'appareil pleuro-pulmonaire est effectué. Nous avons déjà décrit ces faits cliniques dans notre travail sur les embolies tuberculeuses bronchiques.

DESIDERATA

Tout ce qui précède n'a pas la prétention d'être nouveau, et le médecin se trouve constamment en face de bizarreries de ce genre chez les tuberculeux. Et Laënnec avait déjà pensé que certains symptômes caverneux, comme la pectoriloquie, tenaient moins aux cavités pulmonaires elles-mêmes qu'à l'état pathologique des tissus qui les entourent.

Il serait intéressant de pouvoir répondre de façon précise aux questions que soulèvent ces anomalies et ces variantes dans la symptomatique des cavernes.

Pourquoi une vraie caverne, à grands bruits caverneux, perd-elle par périodes ses grands bruits? Pourquoi les retrouve-t-elle pour une période nouvelle? De ce que nous avons vu, il semble résulter que la caverne fait elle-même les bruits cavitaires, mais que ces derniers sont souvent trop peu accentués pour être transmis à l'oreille et que, pour ce faire, il leur faut un appareil de renforcement et de transmission constitué par la densification d'un lobe pulmonaire, ce qui expliquerait fort bien que ces bruits meurent sur place, pour ainsi dire, quand le poumon qui les entoure a récupéré sa perméabilité et qu'ils renaissent quand ce poumon redevient un tissu très condensé.

Et cela cadre assez bien avec ce que nous connaissons des pneumothorax muets et de pas mal d'épanchements séreux interlobaires.

Mais cette interprétation, qui semble plausible quand il s'agit d'une caverne un peu distante de la paroi thoracique, ne s'adapte plus aussi franchement à certaines cavernes superficielles, qui, elles aussi, sont capables d'avoir des grands bruits caverneux et de les perdre par périodes alternatives. Faut-il supposer que les médecins se trompent toujours quand ils prétendent juger de la situation superficielle ou profonde d'une caverne?

Pourquoi, dans certaines circonstances, les bruits caverneux francs apparaissent-ils, passagers ou plus ou moins permanents, au niveau de lésions à caractère vulgaire, c'est-à-dire non regardées comme des cavernes? La question est ici plus délicate.

Nous avons dit que l'on n'avait jamais bien déterminé le degré de ramollissement d'une lésion tuberculeuse qui impliquait l'étiquette de caverne pulmonaire et que, au point de vue clinique seulement, on appelait caverne le foyer ramolli qui donnait des bruits caverneux, sans approfondir pourquoi tel foyer en donne et tel autre n'en donne point, alors que le volume des râles et craquements humides, la quantité et la morphologie des crachats ne permettent guère de différencier, grands bruits caverneux mis à part, ces deux foyers de suppuration.

Le problème nous semble insoluble pour l'instant, les éléments d'enquête et de discussion faisant défaut en grande partie. Il devra, croyons-nous, être résolu par l'étude comparative des foyers tuberculeux qui n'ont point de signes caverneux, des foyers tuberculeux à signes caverneux permanents ou passagers et des résultats fournis par les nécropsies dans certaines circonstances favorables. Mais, évidemment, il serait intéressant d'être une bonne fois fixé à cet égard et de connaître enfin ce qu'on doit entendre par l'expression *caverne pulmonaire*.

TABLE DES MATIÈRES

Préliminaires.

PREMIÈRE PARTIE

PHÉNOMÈNES CAVERNEUX EN GÉNÉRAL

DEUXIÈME PARTIE

SYMPTOMES CAVERNEUX ET CAVERNES

5601-18. — CORBEIL. Imprimerie CRÉTÉ.

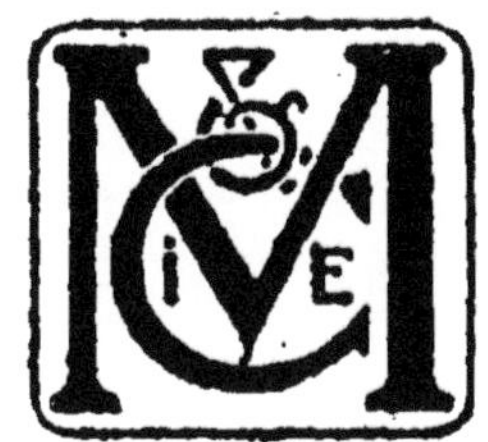

Prix : 3 fr.

www.ingramcontent.com/pod-product-compliance
Ingram Content Group UK Ltd.
Pitfield, Milton Keynes, MK11 3LW, UK
UKHW012038240726
13965UKWH00003B/873